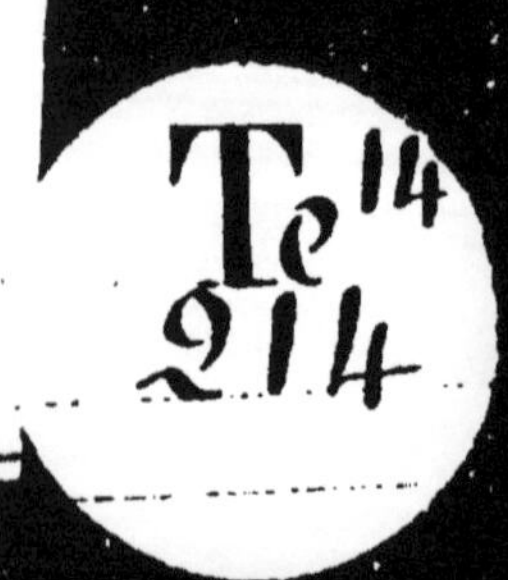
Te 14
214

# ARGUMENTS DES MÉDECINS

## En faveur de la pratique du Massage et du Magnétisme

## Par les Masseurs et les Magnétiseurs

**THÈSE SUR LE LIBRE EXERCICE DE LA MÉDECINE**

SOUTENUE EN FAVEUR DE L'HUMANITÉ SOUFFRANTE

par GASTON DE MESSIMY
médecin-lauréat de la Faculté de Montpellier

III

---

**Prix : 30 centimes**

---



PARIS
[LIBR]AIRIE DU MAGNÉTISME
23, RUE SAINT-MERRI (4e ARR.)

**APPLICATION DE L'AIMANT AU TRAITEMENT DES MALADIES**, avec portraits et figures dans le texte, par le professeur H. DURVILLE. 7e édition. In-18 de 120 pages. Prix : 20 centimes.

On sait depuis longtemps déjà que toutes les maladies nerveuses et la plupart des maladies organiques : anémie, asthme, constipation, crampes, crises de nerfs, diabète, diarrhée, douleurs, engorgements, fièvre, gravelle, goutte, hystérie, incontinence, insomnie, jaunisse, maux de tête, de dents, d'estomac, de reins, migraine, névralgie, palpitations, paralysies, rhumatisme, sciatique, surdité, tics, tremblements, vomissements, etc., etc., sont parfois très rapidement guéries par l'application des aimants.

Les douleurs vives cessent toujours au bout de quelques instants, les accès deviennent de moins en moins violents et la guérison se fait, sans médicaments et sans rien changer à son régime et à ses habitudes.

L'action curative des aimants vitalisés de M. Durville est bien plus grande que celle des aimants ordinaires. Par une disposition spéciale, ils peuvent être portés le jour et la nuit, sans aucune gêne, sans aucune fatigue. L'immense avantage qu'ils possèdent sur tous les autres traitements, c'est que l'on peut avec le même aimant, selon la nature de la maladie, augmenter ou diminuer l'activité organique, exciter ou calmer, et rétablir ainsi l'équilibre des forces qui constitue la santé.

L'*Application de l'Aimant*, très artistement éditée, avec des portraits et figures, est un ouvrage de vulgarisation des plus intéressants, tant au point de vue physique qu'au point de vue physiologique et thérapeutique. Il contient un historique de l'application de l'aimant en médecine, depuis les temps les plus reculés jusqu'à nos jours ; une étude sur la physique de l'aimant, où l'auteur révèle l'existence d'une force inconnue qu'il a découverte ; une étude plus remarquable encore sur la physiologie, où la polarité du corps humain est démontrée ; une description des pièces aimantées à employer dans un traitement, et un précis de thérapeutique qui permet au malade de se traiter lui-même sans le secours du médecin. C'est l'application des principes que l'auteur a exposés avec tant de clarté et de précision dans sa *Physique magnétique*.

Cet ouvrage, traduit en espagnol, en italien, en allemand et qui le sera bientôt en toutes les principales langues de l'Europe, se recommande particulièrement à l'attention de ceux qui souffrent, car ils sont assurés de trouver là un moyen simple, facile et peu coûteux de guérir ou de soulager leurs maux.

---

**LES HALLUCINATIONS.** — Etude synthétique des Etats physiologique et psychologique de la Veille, du Sommeil naturel et magnétique, de la Médiumnité et du Magisme, par ALBAN DUBET. In-18 de 180 pages. 2 fr.

L'hallucination, a été souvent confondue avec l'illusion. L'auteur s'efforce de lui donner un sens précis, et différencie tous les cas par une classification méthodique. Il étudie l'hallucination dans ses manifestations sensorielle, psycho-sensorielle, psychique, puis télépathique, normale et pathologique, individuelle et collective, pendant la veille et le sommeil naturel ou provoqué ; il traite amplement la question de la médiumnité et de la magie.

Le sujet, insuffisamment traité dans les ouvrages de médecine, est particulièrement intéressant. On y trouve beaucoup d'observations et d'arguments inédits de la plus haute importance.

**LE MAGNÉTISME ET LE MASSAGE MENACÉS PAR LES MÉDECINS. Le Procès Mouroux à Angers. Nécessité d'un amendement à la loi sur l'exercice de la médecine, par H. DURVILLE. 72 pages in-18. Prix : 20 cent.**

La pratique du massage et du magnétisme est sérieusement menacée par les médecins des syndicats qui, transformant peu à peu la pratique médicale en un vulgaire métier, voudraient parvenir, au détriment de la santé publique, à posséder le monopole exclusif de l'art de guérir. Poursuivant leur œuvre d'industriels après avoir vaincu rebouteurs, masseurs, magnétiseurs des campagnes, ils s'attaqueraient certainement aux praticiens de Paris.

Les médecins syndiqués, qui ne représentent réellement qu'une insignifiante minorité, ont décidé de poursuivre tous ceux qui guérissent les malades sans être docteurs en médecine. Mais, s'ils poursuivent, certains tribunaux acquittent ; c'est le cas de la Cour d'appel d'Angers, devant laquelle trois affaires de ce genre ont été portées.

Cela ne fait pas l'affaire des médecins, qui en appellent à la Cour de cassation. Mais, sûrs d'être condamnés, ils parlent déjà de porter la question devant le Parlement, afin d'obtenir un amendement à la loi en leur faveur. C'est pour cela qu'ils ont intenté un procès à Mouroux, sachant bien que celui-ci serait acquitté en première instance et en appel.

Après avoir donné des considérations du plus haut intérêt sur la pratique du massage et du magnétisme, et sur les prétentions injustifiées des médecins, l'auteur publie les débats du procès, analyse la plaidoirie des avocats, reproduit le jugement d'acquittement du tribunal correctionnel et l'arrêt de la Cour d'appel. Il y a là des faits qui montrent l'immense avantage que le magnétisme possède sur la médecine, et des arguments qui prouvent le bien-fondé des justes revendications des magnétiseurs. Enfin, une lettre de Mouroux, un appel aux masseurs-magnétiseurs ainsi qu'à leurs partisans, pour organiser un pétitionnement dans le but d'obtenir un amendement à la loi où les droits de ceux-ci seraient établis.

On sait que les masseurs et les magnétiseurs guérissent des maux que les médecins sont impuissants à soulager. Chaque malade doit pouvoir se faire traiter comme il veut. et pour lui conserver ce droit indiscutable, ce petit ouvrage, tiré à un nombre formidable d'exemplaires, doit être répandu jusque dans les plus humbles familles. Pour arriver à ce but, la *Librairie du Magnétisme* l'envoie franco, aux conditions suivantes : 100 exempl. 7 fr. ; 50 exempl. 4 fr. 15 ex., 2 fr. 50 ; 10 ex., 1 fr. 25; 5 ex, 75 centimes.

---

**LA TERRE. Evolution de la Vie à sa Surface. Son Passé, son Présent, son Avenir, 2 gros vol. in-8 de 372-387 p. avec 66 fig. et un tableau en couleurs du règne végétal et du règne animal, par EMMANUEL VAUCHEZ. Prix 15 fr.**

Ouvrage d'enseignement populaire. On y trouve exposés et synthétisés tous les résultats des prodigieuses découvertes scientifiques et spiritualistes de notre époque.

Dans un style clair, à la portée de toutes les intelligences, l'auteur explique la formation du globe terrestre. Il a interrogé d'abord, résumé ensuite, l'astronomie, la physique, la chimie, la géologie, la biologie, l'anthropologie et la sociologie, sans oublier le Magnétisme et même le Spiritisme, pour nous présenter une synthèse de l'évolution de la vie matérielle et spirituelle à la surface de la terre. C'est un livre des plus intéressants, des plus instructifs, pour tous ceux qui veulent se familiariser sans efforts avec les vérités principales du monde scientifique.

---

**HISTOIRE ET PHILOSOPHIE DU MAGNÉTISME**, avec Portraits et Figures dans le texte. Cours professé à *l'École pratique de Magnétisme et de Massage*, par ROUXEL, 2 vol. in-18. Prix du volume, 3 fr.

Comprend deux volumes qui forment deux parties distinctes : *1. Chez les Anciens*, étudiant minutieusement les doctrines de la magie chez tous les peuples civilisés de l'antiquité l'histoire des sibylles, des voyants, des prophètes et des inspirés, les guérisons miraculeuses opérées dans les temples et chez les profanes ; l'évolution du magnétisme à travers les siècles, en passant par la sorcellerie du moyen-âge, la cabale et la philosophie hermétique, sans en excepter les trembleurs des Cévennes, les miracles du diacre Paris, la baguette divinatoire, jusqu'aux prodiges accomplis par Cagliostro. *2. Chez les Modernes*, analysant Mesmer, le marquis de Puységur, Deleuze, du Potet, Lafontaine, etc., jusqu'à l'hypnotisme contemporain.

Tout ce qui touche à la question du magnétisme, depuis les temps les plus reculés jusqu'à nos jours : hommes doctrines, théories, tout est étudié avec une rare érudition.

Ces deux volumes sont illustrés de portraits, figures, vignettes. Les portraits des Sibylles, d'Apollonius de Thyane, Agrippa, Roger Bacon, Paracelse, Van Helmont, Kircher, Greatrakes, Cagliostro, Mesmer, Court de Gébelin de Puységur, Pételin, Lavater, Deleuze, Bertrand, Noizet, Ricard, Charpignon, Teste, du Potet, Hébert (de Gernay), Lafontaine, Cahagnet, Braid, Charcot, Durand (de Gros), Luys, Allan Kardec, etc., suffiraient, à eux seuls, pour assurer le succès de l'ouvrage.

*L'Histoire et Philosophie du Magnétisme* laisse fort loin derrière elle tout ce qui a été écrit sur ce sujet.

---

**LA PSYCHOLOGIE EXPÉRIMENTALE.** — Manifeste adressé au Congrès Spiritualiste de Londres en juin 1898, par le SYNDICAT DE LA PRESSE SPIRITUALISTE DE FRANCE. In-8° de 32 pages. Prix : 30 cent.

A côté de l'ancienne psychologie philosophico-religieuse, une branche nouvelle, la *Psychologie expérimentale*, prit naissance il y a 50 ans, et donna des résultats d'une importance considérable. L'ancienne psychologie n'a aucune preuve matérielle de la survivance de l'âme, tandis que la nouvelle en possède de certaines, d'indiscutables, acquises spontanément ou par voie expérimentale.

Expérimenter avec l'âme humaine pour sujet, voilà une étude qui paraîtra au-dessus des forces humaines à plus d'un psychologue de l'ancienne école ; et pourtant, rien n'est plus certain. On l'étudie dans ses manifestations extra-corporelles et l'on acquiert la certitude absolue, non-seulement de son existence, mais aussi de sa survivance au-delà du tombeau : la mort n'est qu'un chaînon de l'immortalité ; le mort vit et on peut communiquer avec lui.

Cet opuscule n'est pas un traité qui enseigne les moyens d'acquérir cette preuve ; c'est un exposé méthodique de tous les faits psychiques. Les incrédules trouveront des arguments sans réplique et apprendront que d'illustres savants ont patiemment expérimenté, résolu le problème et publié le fruit de leurs travaux — qui jette un jour tout nouveau sur nos destinées, en nous indiquant d'où nous venons, ce que nous sommes et où nous allons.

A titre de propagande, cette brochure est expédiée franco, aux conditions suivantes : 100 exempl.; 12 fr.; 50 ex., 7 fr.; 25, 4 fr.; 10 ex. 2 fr.

---

**THÉORIES ET PROCÉDÉS DU MAGNÉTISME**, avec 8 Portraits et 39 figures dans le texte, par H. DURVILLE. In-18 de 144 pages. Prix : 1 fr.

Tous ceux qui ont écrit sur le Magnétisme ont établi des théories plus ou moins compliquées. Ils ont cherché à faire comprendre que le Magnétisme étant inhérent à la nature des corps organisés, tout le monde pouvait, en employant les procédés consacrés par l'usage, l'appliquer avec plus ou moins de succès, à la guérison des maladies.

Jusqu'à ces dernières années, les effets du Magnétisme étaient expliqués par la *théorie de l'émission*. Un fluide, le *fluide magnétique*, émanant de l'organisme, se communiquait du magnétiseur au magnétisé. Par une série de réactions, il déterminait des modifications organiques, et la conséquence de ces modifications se manifestait par l'amélioration du malade, puis par sa guérison.

Aujourd'hui, la théorie de l'émission est abandonnée. Il n'y a pas de fluide; mais tous les corps vibrent, et leur mouvement se transmet par ondulations. Le mouvement du plus fort s'impose au plus faible, au malade, de telle façon qu'une sorte d'équilibre tend à se faire de l'un à l'autre, et l'un gagne ce que l'autre perd.

Mais, les *Théories* ne suffisent pas, et tous les auteurs sont d'accord pour affirmer que les *Procédés* employés ont une importance considérable. Aussi les uns et les autres recommandent l'emploi des passes, des applications, des impositions, des frictions, etc.; mais aucun d'eux n'explique la manière de procéder.

M. Durville a voulu parer à cet inconvénient et faire une méthode simple et facile pour magnétiser. En quelques mots, il fait l'historique de chaque procédé aux différentes époques de l'histoire, expose la technique, et montre de la façon la plus compréhensible, le mécanisme de tous les mouvements. Un grand nombre de figures spéciales intercalées dans le texte accompagnent la description.

Si ce petit ouvrage ne suffit pas au praticien qui a besoin de connaître tous les secrets de son art, il suffit à l'amateur, au père ou à la mère de famille, qui veut pour ses besoins, pratiquer le magnétisme curatif au foyer domestique. En dehors de la *Physique magnétique* du même auteur, c'est le seul ouvrage où le Magnétisme soit expliqué par la théorie de l'ondulation; c'est le seul dans lequel on trouve la description méthodique de tous les procédés employés pour magnétiser, le mode d'action de chacun d'eux, et les divers cas dans lesquels on les emploie.

A ces titres, le petit ouvrage : *Théorie et Procédés du Magnétisme* de M. H. Durville s'impose à l'attention de tous.

---

**L'ENSEIGNEMENT DU MAGNÉTISME** à l'*Ecole pratique de Magnétisme et de Massage*. Règlement Organisation, par H. DURVILLE. Statuts de la *Société magnétique de France* et du *Syndicat des Masseurs et Magnétiseurs*. In-18 de 96 pag. 3e édit. Prix : 60 cent.

Le titre de cet opuscule indique suffisamment son objet. Rédigé avec le plus grand soin, il constitue le guide indispensable des élèves, qui trouvent là tous les renseignements nécessaires, depuis l'inscription à l'*Ecole* jusqu'aux examens, en passant par le programme détaillé de toutes les matières enseignées dans les différents cours. On y voit jusqu'à la reproduction des *Diplômes*, des *Prix* et *Certificats* délivrés aux élèves. Un historique de l'enseignement du Magnétisme et une appréciation sur la valeur morale des Diplômes de l'*Ecole*, en fait un ouvrage intéressant pour tous les partisans du Magnétisme et du Massage.

---

## PRINCIPES GÉNÉRAUX DE SCIENCE PSYCHIQUE

par Albert JOUNET. Broch. de 36 pages. Prix : 20 cent.

Contient l'énoncé des lois et propriétés fondamentales de la *force psychique*, que l'auteur considère comme un agent physique. Cet agent est dans tous les êtres; à des degrés divers, il est une force universelle que peuvent so·mettre, diriger et manier les êtres pen·ants, visibles et invisibles.

Les phénomènes psychiques sont d'ordre naturel, mais influencés ou pouvant l'être par un *surnaturel mauvais* ou un *surnaturel divin*, et suivant l'intention, l'agent psychique peut être bienfaisant ou nuisible. Il dépend de nous, de notre savoir, de nos aspirations, d'en user en bien ou en mal. M. Jounet lui reconnait six propriétés, qui ont pour base la polarité, d'aprè·, les travaux de Reichenbach, de Rochas, Durville. En effet, la polarisation parait expliquer les faits psychiques d'une manière claire et précise.

Quand on aura lu cet ouvrage avec toute l'attention qu'il mérite, on sera frappé de l'importance des découvertes magnétiques. La polarité expliquerait donc aussi les phénomènes spirites et occultes.

C'est d'ailleurs la conclusion qui se dégage de ce remarquable travail. A titre de propagande, la brochure est expédiée franco aux conditions suivantes : 100 exempl., 7 fr.; 50 exemp., 4 fr.; 25 ex., 2 fr. 50; 10 ex., 1 fr. 25.

---

## LA DOCTRINE CATHOLIQUE ET LE CORPS PSYCHIQUE

par ALBERT JOUNET. Broch. de 72 p. Prix . 20 cent.

Cet ·puscule peut être envisagé sous deux points de vue: 1° cath·lique orthodoxe ; 2° de recherche scientifique. Les catholiques, instruits, chercheurs, verront que la science n'est pas ennemie de la *vraie* Foi ; et les hommes scientistes purs, sans préjugés, pourront constater qu'un homme de foi véritable peut être aussi un indépendant dans la libre recherche, aussi bien dans le visible que dans l'invisible.

Le corps psychique, ou double organique, est considéré par l'auteur, d'accord avec certains docteurs de l'Eglise, comme une probabilité équivalant à une démonstration. Les faits à l'appui, très nombreux, sont passés en revue d'une façon méthodique. Il y a des arguments absolument péremptoires.

La connaissance tend à remplacer la croyance ; et évidemment, tel est bien le but de la Science.

Ce petit ouvrage ouvrira les yeux d'un grand nombre de catholiques et les décidera à entrer résolument dans la voie scientifique, la seule qui puisse m·ner l'homme à la connaissance rationnelle de ses destinées.

---

## ANALOGIES ET DIFFÉRENCES ENTRE LE MAGNÉTISME ET L'HYPNOTISME

avec 8 portraits, par J.-M. BERCO. Mémoire couronné par la *Société Magnétique de France*. In 18 de 72 pages. Prix 60 cent.

Qu'est-ce que le Magnétisme, qu'est-ce que l'Hypnotisme? E·t-ce une seule et même chose, sont-ce deux ordres de ·énomènes différents? Depuis que les magnétiseurs ont ·· de·roussés par les hypnotiseurs, il n'y a que les Maîtres de l'art q·i en savent quelque chose. Pour le plus grand nombr· ·· méuecins et des savants qui observent la *mode scientifique*; pour le paysan comme pour le badaud des grandes cités qui suivent les moutons de Panurge sans savoir pourquoi; même pour beaucoup de gens du monde, le Magnéti·me est mort et l'Hypnotisme seul subsiste.

C'est une erreur profonde ; le Magnétisme, très ancien n'a jamais cessé d'exister, et l'Hypnotisme n'est qu'un enfant. Le premier est le père de celui-ci, et les deux *vivent* côte à côte ; mais ils vivent en mauvaise intelligence ; le fils, qui est fort loin d'avoir les qualités du père, en mauvais qu'il est, cherche à cacher sa paternité.

Les hypnotiseurs, et avec eux la plus grande partie des savants, ont jeté la confusion la plus déplorable sur la question. Si les uns ont affirmé que le Magnétisme ancien est devenu l'Hypnotisme nouveau, d'autres soutiennent que le premier n'a jamais rien valu et que le second mérite seul la confiance du public. D'autres enfin, et c'est le plus grand nombre, même parmi les praticiens, continuent à admettre et à pratiquer le Magnétisme comme on le faisait il y a cinquante ans ; mais ils lui donnent le nom d'Hypnotisme, plus nouveau et mieux à la mode. Enfin, la question est si embrouillée que le plus fort finit parfois par ne plus rien y comprendre.

C'est pour résoudre cette importante question que la *Société Magnétique de France* l'a mise au concours. Des mémoires lui ont été remis, et celui qui fait objet de ce travail a obtenu le Premier prix.

La confusion n'est pas possible ; il y a deux ordres de phénomènes : le *Magnétisme* d'une part, l'*Hypnotisme* de l'autre. On observe certaines analogies entre eux, mais encore davantage de différences. Ces *Analogies* et ces *Différences*, exposées avec la méthode la plus rigoureuse, montrent qu'il est impossible de les confondre ensemble sous une même dénomination.

Les *Analogies et Différences entre le Magnétisme et l'Hypnotisme* constituent l'ouvrage le plus intéressant, qui se soit jamais adressé aux partisans d'une doctrine scientifique, car il doit mettre fin à une déplorable hérésie scientifique.

---

**SECRETS MERVEILLEUX** pour la guérison de toutes les maladies physiques et morales, par l'*abbé* JULIO. In-18 de 587 pages, avec 2 portraits et 22 figures coloriées. Reliure souple. Prix 12 fr.

Ce volume, qui a coûté à l'auteur deux ans de recherches patientes est le complément des *Prières merveilleuses* dont la dernière édition, répandue dans tous les pays du monde, est maintenant épuisée.

*Les Secrets merveilleux* sont le *vade-mecum* de ceux qui veulent faire du bien à leurs frères ; car, contenant les secrets des guérisseurs de tous les pays, ils opèrent des cures merveilleuses et résument tous les ouvrages antiques occultes, qui sont presque introuvables.

Ce livre est demandé même par les prêtres intelligents, d'abord parce qu'il est orthodoxe, contenant les formules rituelles consacrées par l'église et approuvées par le souverain Pontife ; ensuite parce que ce précieux recueil leur apprend à sauvegarder les intérêts matériels de leurs paroissiens, à se faire mieux comprendre et aimer d'eux, expérimentant ainsi que par les choses temporelles on atteint plus sûrement les spirituelles.

Il est surtout le livre de chevet de ceux qui souffrent, car, avec la foi, il n'est pas une maladie que l'on ne puisse guérir, une seule grâce que l'on ne puisse obtenir.

---

# THÈSE

SUR LE

# LIBRE EXERCICE DE LA MÉDECINE

SOUTENUE

## EN FAVEUR DE L'HUMANITÉ SOUFFRANTE

*In hoc signo vinces!*

## Introduction

Avant de traiter du libre exercice de la médecine, et afin d'en mieux défendre la cause, pour les petits et les humbles, nos frères en humanité, nous voulons donner à notre sujet la base la plus solide. Nous ne craignons donc pas de remonter, aussi loin que possible, pour montrer, d'abord, quelles sont les origines de nos souffrances et de nos maux, ensuite quel en est l'auteur *indirect*.

La source du mal étant découverte, et son *malin instigateur* étant démasqué, nous pourrons alors plus facilement le chasser, en indiquant les meilleures armes pour le combattre, ainsi que les meilleures garanties pour se préserver de ses pernicieuses atteintes. Puis, nous aborderons la question médicale, et nous exposerons franchement l'insuffisance et les imperfections des hommes « diplômés » qui ont en charge la santé et parfois la vie de leurs semblables. Terrible responsabilité !...

Après avoir indiqué l'antidote du mal, nous exposerons sommairement l'historique et les diverses phases de magnétisme (dont l'hypnotisme est une branche) et nous parlerons de ses merveilleux effets dans le traitement des maladies. Enfin, nous ferons le procès de la médecine officielle, marquée de l'estampille de l'Etat « flambeau n'éclairant qu'une infime partie de l'humanité », profession mercenaire ne soulageant que la minorité des humains, quand..... elle ne l'enterre pas !

Découragé, écœuré de l'état actuel des choses, nous arriverons tout naturellement, sinon à proclamer, du moins à appeler de tous nos vœux le libre exercice de la médecine pour les partisans du magnétisme et du massage, tant qu'ils resteront dans leurs attributions, l'action magnétique et le massage étant œuvres exclusivement manuelles et devant être considérés comme des agents thérapeutiques au même titre que les bains, l'air ou la lumière.

## I. — Origine des souffrances, des maladies et de la mort

Quand Dieu eut créé le ciel et la terre, nous dit la Genèse, il créa l'homme et le plaça dans un jardin plein de délices, en lui disant : « Sois heureux à jamais ! » L'homme fut donc créé pour le bonheur. Alors, pourquoi, descendants d'Adam et d'Eve, souffrons-nous tant ici-bas ? La Religion chrétienne nous apprend que nos premiers parents étaient pleins de bonheur au jardin de l'Eden, qu'ils ignoraient complètement ce qu'était la souffrance, tant qu'ils vécurent dans l'innocence. Ce n'est qu'à la suite de leur désobéissance qu'ils devinrent en butte aux souffrances, aux maladies et à la mort, conséquences funestes de leur première faute, hélas ! retombée sur tous leurs descendants. La souffrance suit donc le péché comme l'ombre suit le corps. L'âme pure rayonne, resplendit d'un éclat divin, tandis que l'âme affligée du péché (serait-il unique) a sa souillure, son empreinte, telle la rouille sur l'acier. Ce n'est plus, dans toute sa beauté, le pur diamant étincelant de mille feux ! c'est le diamant entaché, dont les feux sont obscurcis et intermittents.

## II. — Justice et utilité de nos souffrances

Nous avons péché, par conséquent nous sommes condamnés à souffrir physiquement et moralement, puis à mourir. « *Naître, souffrir, mourir* », telle est la loi *(dura lex, sed lex)*, tel est aussi notre châtiment commun. Gardons-nous donc bien de nous en prendre au Créateur, car il n'a pas plus fait la souffrance qu'il n'a fait le péché. Alors à qui devons-nous nous en prendre, si ce n'est au péché, au *malin esprit* qui en est l'instigateur, et aussi à nous-mêmes qui le commettons? — Cependant, Dieu qui n'a point fait la souffrance, s'en sert pour nous sauver. Il tire le bien du mal. La souffrance, en effet, purifie l'âme, comme le feu purifie ce qui est souillé. Nous ajouterons que les souffrances sont justes et utiles : « Par elles, Dieu éprouve la fidélité de ses serviteurs et centuple leurs mérites. D'autre part, elles lui ramènent beaucoup d'âmes égarées par les vanités et les fausses jouissances de cette vie. « Justes ou pécheurs, quand vous souffrez, ne dites jamais : Qu'est-ce donc que j'ai fait à Dieu, pour qu'il me fasse tant souffrir? Pécheurs, rappelez-vous que les souffrances sont pour vous un châtiment, et vous, justes, rappelez-vous qu'elles sont une épreuve de plus pour obtenir la couronne de l'immortalité bienheureuse, promise aux vainqueurs. Heureux ceux qui souffrent (St Mathieu, ch. V, v. 5). Malheur à vous qui riez » (St-Luc, ch. VI. v. 25).

## III. — Des mauvais esprits, nos séducteurs et nos complices

Les mauvais esprits ne sont pas précisément les auteurs de nos maux, car l'homme possède le libre arbitre ; le bien et le mal ne dépendant que de sa volonté. Cependant il faut avouer que les tentations qui nous sont suggérées rendent le bien plus difficile, et voilà pourquoi les Saintes Écritures disent que le Prince du mal est l'*auteur indirect* de nos souffrances, car si l'homme est tombé, ce n'a été qu'à l'instigation de ce dernier, et Dieu a châtié l'homme en l'abandonnant, dans une certaine mesure, à la puissance des mauvais esprits.

Peut-être souriez-vous d'un air incrédule en lisant ces lignes, chers lecteurs, et chères lectrices, et êtes-vous tentés de vous écrier : « Que peuvent avoir affaire là les malins esprits ? » — Eh bien ! sachez que tout le mal, tous les désordres qui troublent la nature, les calamités, les destructions de toutes sortes, etc... sont le résultat de l'influence maudite de ce grand esprit *Satan* (appelons-le par son nom), que Dieu a créé pour être l'administrateur général du monde matériel. — « Ces désordres, ces bouleversements de toutes sortes, écrit Mgr de Ségur, ne peuvent venir de Dieu, qui est l'ordre infini, ils ne viennent pas non plus des bons Anges, qui sont des ministres de paix, d'ordre et de vie ; ils ne viennent point des éléments, qui par eux-mêmes n'ont ni mouvement, ni puissance : ils viennent donc de cette force secrète et détestable qu'on appelle les *mauvais esprits*, qui troublent, sans pouvoir cependant le détruire, le bel ordre de la création. Ce sont eux, en effet, qui bouleversent l'atmosphère et y produisent les tempêtes, les orages et les grêles, les tonnerres avec toutes leurs destructions. Ce sont encore eux qui suscitent dans l'air, Dieu le permettant ainsi, des petits animalcules imperceptibles à l'œil nu (microbes), mais visibles au microscope, qui promènent sur la terre ces horribles épidémies, ces maladies contagieuses qui détruisent tant de monde. La foi seule pénètre jusqu'à la cause invisible de tous ces maux et nous montre caché, comme un malfaiteur qu'il est, l'ennemi de Dieu et des hommes, le *Père du mal.* »

## IV. — Des maladies

Puisque ce sont les mauvais esprits qui nous suggestionnent aux vices et aux excès de toute nature, causes directes de nos maladies, nous pouvons affirmer qu'ils sont, par conséquent, les auteurs indirects de ces dernières. Aussi, ne devons-nous pas nous étonner qu'à chacune des fautes graves auxquelles nous sollicite l'Esprit du mal, et que nous voulons bien commettre, puisque nous l'écoutons, corresponde, le plus souvent, une maladie ou une peine quelconque, proportionnée à cette faute, de telle sorte, comme le dit l'Evangile, nous sommes souvent punis, dès cette vie même, *par où nous avons péché*, et c'est de toute justice.

C'est ainsi que nous constatons des maladies du cœur chez les gens qui ne mènent pas une vie sobre et régulière, qui font des excès de tout genre (excès de table, d'alcool, de coït, de veilles, et parfois de tabac) ; des maladies de l'estomac chez les grands mangeurs, les grands buveurs, les grands fumeurs. Nous constatons de plus, chez les ivrognes, des maladies des reins, de la vessie, des maladies artérielles et cérébrales. Chez les gens épuisés par des excès de toute nature, c'est parfois la phtisie ; c'est la goutte ou le rhumatisme, sinon des attaques d'apoplexie, chez les gens faisant trop bonne chère et qui ne prennent pas assez d'exercice. Quant aux maladies vénériennes, elles sont le lot des libertins et des débauchés. Enfin nous voyons les gens tuberculeux, alcooliques ou syphilitiques, donner naissance à des enfants tuberculeux, rachitiques ou scrofuleux. Arrêtons-nous là, car nous croyons en avoir assez dit, pour montrer combien le vice est horrible et déplaît à la souveraine Majesté, qui permet que les fautes des parents soient châtiées jusque dans leurs enfants. A tous ces gourmands, à ces ivrognes, à ces débauchés, à ces hommes du monde, qui vivent dans les plaisirs, comme à ceux qui vivent dans la paresse ou le vice, à ceux qui fument avec excès, etc., nous leur prescrirons de bien méditer ces mots : *In medio stat virtus.* Ou encore ceux-ci : *Oportet uler bene rebus, sed non abutere*, sinon l'équilibre est rompu, et ce qui pouvait être caprice, devient vice, puis maladie à terme plus ou moins éloigné.

Il faut donc reconnaître que le plus grand ennemi de l'homme est le malin esprit : tel un lion rôdant sans cesse autour de nous, et toujours prêt à dévorer sa proie.

## V. — Le meilleur traitement.

Mettons-nous donc sur nos gardes, élevons nos cœurs vers les choses célestes. Armons-nous de cette arme des forts, la prière, et rappelons-nous ces mots sacrés : *In hoc signo vinces*, qui renferment le meilleur traitement contre les noires suggestions des mauvais esprits, et aussi le meilleur préservatif de bien des maladies suscitées par ces derniers. Mais aux présents spirituels dont la bonté divine nous a gratifiés, il nous faut joindre le noble usage de ce fluide bienfaisant, désigné sous le nom de fluide vital ou magnétique, que chacun de nous possède dans son être. Alors nous obtiendrons, auprès de nos frères souffrants, des résultats qui surpasseront même souvent ce que nous étions en droit d'espérer. Nous consacrerons les chapitres *XI*, *XII*, à l'étude de ce fluide bienfaisant, *souverain remède* au plus grand nombre des maux, don précieux de la Divinité, qui, dans l'acception propre du mot, fait de tout homme *un médecin* (médecin, de *medicus* et de *medicare*, guérir). Mais il importe que nous apprenions tous à l'employer. Avant d'être médecin de nos semblables, sachons également être notre propre médecin.

## VI. — Quand aura lieu la fin de la lutte?

Puisque tous nos maux, quels qu'ils soient, nous viennent directement ou indirectement du malin esprit, tous nos biens (en revanche), quels qu'ils soient, nous viennent directement ou indirectement de Dieu. C'est là une juste compensation. Et cette lutte invisible entre l'Esprit du mal et l'Esprit du bien, dont nous ressentons les douloureux effets, ne cessera qu'avec le monde. Alors Satan sera terrassé à jamais par l'Esprit du bien !

## VII. — Des qualités morales du guérisseur

Aux souffrances, aux maladies, que faut-il opposer moralement comme moyens propres de soulagement, pouvant concourir à la guérison ? — Une pureté d'âme et d'intentions, une conscience droite et ferme, à la hauteur du devoir à accomplir, une foi robuste, un grand amour de l'humanité souffrante, joint à un désintéressement absolu, surtout envers la classe pauvre. A ces précieuses qualités qui constituent la santé morale chez le guérisseur ou médecin, il faut joindre les forces physiques suffisantes, soit une bonne santé, c'est-à-dire avoir un esprit sain dans un corps sain, afin de prêcher, d'abord, par l'exemple, et d'avoir ensuite la force physique nécessaire pour vaincre le mal.

## VIII. — L'antidote du mal

Or, quel est l'antidote du mal, si ce n'est le bien ? et ce dernier peut-il se trouver dans le cœur d'un homme, ulcéré par l'ambition ou grisé par la gloire, gonflé par l'outrecuidance et la vanité, dévoré par la soif de l'argent, gangrené par les jouissances grossières de la vie et fermé par là à toute sensibilité, à toute charité envers celui qu'il est appelé à soulager ? Non, mille fois non ! un homme dont le cœur est ainsi pétri du mal, ne peut engendrer que du mal : telles les vapeurs pestilentielles s'élevant d'un marais infect, et ce mal moral ne peut qu'exercer une influence néfaste au chevet des malades. Au mal, il faut donc opposer le bien, et chacun a en soi, et pouvant en disposer à son gré, un excellent instrument du bien : le fluide magnétique, qui bien dirigé, devient à son tour *l'antidote du mal.*

## IX. — Défauts et insuffisance des médecins

Combien de médecins reçus par la docte Faculté ! mais, sur le nombre combien peu d'appelés !... Sur cent, sur mille, combien ont la vocation réelle de l'art d'Esculape ? Cet art, jadis véritable sacerdoce, qu'on exerçait si dignement, n'est guère plus, de nos jours, hélas ! qu'une question de boutique, un métier comme un autre. Nous sommes dans un siècle d'argent, mais pas dans l'âge d'argent, ne pas confondre ! et encore moins dans l'âge d'or. La grande préoccupation des disciples d'Hippocrate est donc, pour un certain nombre, du moins, de faire fortune sur la tête de leurs clients, avec ou sans enterrement, se ménageant ainsi des rentes pour vivre à l'aise pendant leur vieillesse. Combien peu d'entre eux sont possédés de cette vraie philantropie, de cet amour de l'humanité qui porte l'homme à s'intéresser aux souffrances de ses semblables, le pousse au dévouement et parfois jusqu'à l'héroïsme, pour arracher d'une mort imminente une pauvre victime qui se débat aux prises de la douleur, et que la science officielle s'empresse souvent de condamner trop précipitamment. Qui ne sait cependant, tant qu'il y a un souffle de vie, il y a espoir ? N'a-t-on pas vu des malades épuisés par de longues maladies, n'a-t-on pas vu des noyés, des asphyxiés, des pendus, des léthargiques, etc., qui semblaient morts, revenir à la vie, après plusieurs heures, quelquefois plusieurs jours de soins dévoués et persévérants ? Mais pour quelques-uns de sauvés, combien d'autres, hélas ! qui auraient pu l'être, ne l'ont pas été, parce qu'ils se sont vus négligés, les soins leur ont été marchandés, les visites restreintes ou de trop courte durée. — « Ces gens étaient si pauvres ! leur mobilier si vieux, si délabré !... leur linge si sale !... Tout manquait sous leur toit, il n'y avait rien pour répondre. Comment donc auraient-ils pu payer les honoraires du médecin? O charité ! charité ! tu n'es parfois, hélas ! qu'un vain mot dans le cœur de quelques hommes !

Pour terminer ce triste tableau des misères humaines, combien d'autres victimes, plus infortunées encore, ont été enterrées vivantes, telles que des paralytiques, des léthargiques, etc., faute d'un examen sérieux et approfondi.

Les médecins devraient donc bien se pénétrer de cette vérité, qu'il ne suffit pas d'être savant dans l'art d'Hippocrate, mais qu'il faut aussi posséder certaines qualités morales nécessaires, sinon leur science sera stérile devant leurs malades. Qu'est la science sans la foi, d'où elle émane, et sans l'amour du prochain et la charité? Nous ajouterons que la science doit s'allier à la modestie, ce qui n'a pas toujours lieu chez le médecin. On en rencontre, en effet, certains, infatués de leur savoir, et posant comme s'ils avaient découvert la pierre philosophale.

Allons! Messieurs de la trousse et du clystère, un peu plus de modestie, s'il vous plaît; la science s'en portera mieux et les malades y gagneront. O disciples de Galien, souvenez-vous de cette sentence d'un sage de la Grèce : *Connais-toi toi-même*, qui est la base de la vraie philosophie et quand vous l'aurez mise en pratique, vous vous apercevrez combien est mince et peu sérieux votre bagage scientifico-intellectuel, et vous travaillerez pour développer vos qualités morales et perfectionner vos connaissances, car, il existe une foule de maladies, dont on n'a pu encore trouver un traitement réellement efficace. Que fait-on? — Dans la plupart des cas, on se borne à combattre les symptômes, à mesure qu'ils se présentent; et si le malade vient à mourir, on trouve toujours une excuse. Et dans combien de cas, la médecine se trouve-t-elle impuissante, sinon à guérir, du moins à soulager avec douceur, et sans laisser de trace d'irritation dans les organes du malade? Dieu sait la quantité prodigieuse de médicaments plus ou moins nuisibles que les médecins de tout temps, ont prescrit à leurs clients! Combien de potions, de sirops, de loochs, de pilules, de capsules, de purgatifs, de vomitifs, de sels, de poudres, d'extraits de teintures, d'élixirs, etc., etc., sortant de l'officine pharmaceutique???

Maintenant revenons à nos moutons, ou plutôt à nos malades. Que d'estomacs irrités, tiraillés, brûlés! que de santés délabrées, par l'usage de ces diverses drogues, qui ont fait à elles seules plus de victimes que ne le porte le martyrologe chrétien tout entier. D'autre part, quel barbare attirail de médicaments, ou de moyens *externes*, propres à martyriser cette pauvre peau humaine! Ecoutez plutôt : Des emplâtres de toutes sortes, des vésicatoires, des mouches, des thapsias, des sinapismes, des cautères des moxas, des caustiques, des sétons, des embrocations, des acupunctures, des ventouses, des sangsues, des saignées, etc... ajoutez à cette liste des coups de lancette, des coups de bistouri, des cautérisations avec le fer rougi, ou au thermocautère, des inoculations, des transfusions, etc... Encore, passons-nous sous silence la chirurgie avec tous ses instruments de... torture, et ses sanglantes opérations. Ah! plaignons les pauvres patients, victimes de la science officielle, qui succombent sont la main de l'homme soi-disant de l'art. Hélas! là, comme ailleurs, c'est le billet à la loterie; pour un de favorisé, combien de mal partagés, combien même de trépassés, sinon d'estropiés pour le restant de leurs jours!!!

La médecine, pourtant, est nécessaire,

amis!... il faut des médecins pour soulager les maux de l'humanité, mais comme celle-ci est insuffisante, et que ceux-là ne possèdent pas les qualités, ni les moyens propres à remplir ce but il nous faut nécessairement, nous tourner d'un autre côté, et chercher dans le magnétisme, un baume à nos souffrances, une consolation à notre âme et un doux rayonnement à notre cœur.

## X. — Cessez, médecins! Place à la déesse Hygie!

Dans son *Manuel de l'Étudiant magnétiseur*, 4e édition, 1868, M. Potet, un de nos plus célèbres magnétiseurs, expose de belles vérités touchant la cause que nous défendons, et nous croyons faire œuvre utile en reproduisant ici quelques extraits de son remarquable ouvrage :

« Le champ de la science médicale a été cultivé par plus de trois millions d'hommes, et après tant de travail et de labeur, pas une vérité-mère n'a été découverte, pas une certitude n'est venue surgir au milieu des doutes pour ennoblir cet art. Ah! c'est assez, cessez donc, médecins, de poursuivre votre œuvre; abandonnez cette terre maudite que vous avez en vain voulu rendre féconde. Ne voyez-vous pas que toutes les sciences ont marché excepté la vôtre, usant bien moins d'hommes? Ne voyez-vous pas tout se rajeunir ou changer de formes autour de vous, et vous, vous restez couverts de la rouille des siècles passés? Des germes féconds sont partout répandus sur la surface du globe, et seuls au milieu du mouvement général, vous restez immobiles; les hyéroglyphes de vos maitres sont indéchiffrables à vous-mêmes, et vous le savez bien N'ayant plus la vertu des premiers temps, vous ne trouvez que des paroles amères pour les hommes qui cherchent dans la sincérité de leur cœur à vous ramener aux vrais principes.

« La science est à votre porte, et vous ne voulez pas lui ouvrir; elle vous supplie et vous l'insultez; plusieurs d'entre vous l'ont outragée, l'ont frappée même, et cette fille divine ne cesse de vous implorer. Ouvrez lui donc enfin C'est Hygie (déesse de la santé), chassée par vous, et qui revient dans votre temple ; son voile est levé, vous ne pouvez méconnaître ses traits. Le charlatanisme impur lui a dit déjà : viens ici! elle y est venue, et des guérisons surprenantes sont venues confondre votre raison. Elle s'est retirée bientôt de ces lieux qui n'étaient point faits pour elle, car ces nouveaux prêtres ne pouvaient ni la comprendre, ni la servir. Désolée, elle vous implore de nouveau ; c'est de vous qu'elle a besoin, vous qui connaissez l'homme physique jusque dans ses moindres ressorts. Ecoutez-la donc cette fois, craignez de nouveau son éloignement. Songez que c'est de la France que doivent partir les vérités destinées à éclairer les hommes et à les rendre meilleurs et plus humains. Relevez donc les autels de votre Dieu et soyez de nouveau les ministres de ses décrets. Une découverte, grande comme le monde, sera, quand vous le voudrez, renfermée dans votre temple, pour ne plus en sortir.

« Vous serez supérieurs à tous les autres hommes, car vous saurez plus qu'eux ; vous calmerez les alarmes et ferez cesser les craintes ; et les douleurs, la mort même, au lieu de vous suivre, fuiront à votre approche.

« Préférez-vous le mensonge à la vérité, les ténèbres à la lumière ? Voulez-vous continuer de verser inutilement des flots de sang humain ? Si c'est de l'or que vous voulez, la vérité vous en donnera plus que l'erreur, et les larmes que vous ferez répandre ne seront plus les larmes du désespoir. mais celles de la joie.

. . . . . . . . . . . . . . . . . . . . . .

« Tant de maladies, que vous n'avez su ni empêcher, ni guérir n'éclaireront donc jamais vos esprits ? Sont-ce là les signes d'une vengeance divine, ou plutôt n'existez-vous que pour montrer aux hommes leur néant et l'impuissance de votre savoir ? »

— Et le baron du Potet après cette magnifique harangue au Corps médical, adresse au Dieu Tout-Puissant cette prière :

« Dieu ! prends enfin pitié de la race humaine que tu as formée à ton image ! Fais descendre un rayon de ta divine intelligence dans le cœur de tant d'hommes que le mauvais génie inspire. Entends ma voix suppliante, et si je ne puis les toucher et les rappeler à la vérité, ôte-moi ce feu qui me dévore et le cri de ma conscience, sans cela je croirai que tu m'as fait le plus malheureux de tous les hommes ! »

— Hélas ! j'appelle en vain de meilleurs jours, je ne dois point les voir ! Le temps viendra pourtant pour la vérité que j'enseigne, les germes en sont déposés dans le cœur de quelques hommes. L'avenir m'apparait par la pensée, j'y pénètre, je vois une science plus brillante que celle qui nous éclaire ; car sa lumière se répandra sur l'immensité ; la destinée de l'homme ne sera plus un problème, et l'art de le conserver aura la sanction universelle. »

Magnétiseurs et spirites, répétons tous avec confiance la sublime prière de notre illustre devancier, dont la foi était si vive, les principes si humanitaires, et faisons des vœux, pour que sa prédiction s'accomplisse, au plus tôt, pour le bien de l'humanité !

## XI. — Le magnétisme animal. — Le fluide magnétique.

Le magnétisme animal est cette influence occulte que les corps organisés exercent à distance l'un sur l'autre. Le moyen ou véhicule de cette action est une *force* vitale, dite fluide ou agent magnétique que chaque organisation récèle, et que *tout être* peut émettre. Douée de propriétés éminemment curatives elle est susceptible d'une application raisonnée au traitement des maladies.

Les phénomènes que l'on désigne communément sous le nom de *Magnétisme* sont connus depuis les temps les plus reculés. Sous d'autres noms, les Indiens, les Egyptiens, les Grecs, les Romains, les Arabes avaient déjà étudié cette science. A la renaissance des arts, on parlait beaucoup de la médecine d'attouchement ; vers 1600, van Helmont et Maxwell changèrent son nom en celui de magnétisme.

D'un recueil périodique intitulé le *Magnétophile* ( Bruxelles 1839 ), nous extrayons le fragment suivant, d'un article de M. Victor Idgiez : « Aujourd'hui, le magnétisme a fraternisé avec les sciences physiques, qui seules pouvaient éclairer ses données, il forme la souche principale dont les autres sciences ne sont que les rameaux. Ses progrès sont liés plus immédiatement au profit de la société, qu'elle ne semble le penser, dans la préoccupation de ses mesquines passions, de sa vie tumultueuse et agitée. Sous quelque point de vue qu'on le considère, son importance éclate et grandit chaque jour ; mais son immensite nuit encore à ses progrès, parce que personné isolément n'a encore le pouvoir d'embrasser son étendue. Le magnétisme est un problème qui se débat depuis près d'un siècle en Europe, dont l'Académie de médecine en France a ranimé l'énergie sans en donner la solution, et qui se complique, au contraire, chaque jour davantage par des conversions nouvelles ou des phénomènes plus merveilleux. On l'a vu concentré d'abord entre les mains de quelques adeptes ignorants ou fanatiques ; de grandes expériences ont été faites ensuite, appuyées sur des noms qui ont porté la conviction dans quelques esprits. Aujourd'hui des savants le rejettent encore, il est vrai ; mais un savant se décide si difficilement à désapprendre ! Uue innovation l'épouvante, car elle l'humilie et le détrône. »

Les lignes précédentes, expriment bien l'état des esprits (en 1839), touchant cette brûlante question du magnétisme ; elles peuvent encore fort bien s'appliquer, de nos jours, à une foule de gens, et donner ainsi raison à ce vieux dicton : « Plus ça change, plus c'est la même chose. » Mais, hâtons-nous d'ajouter, nous constatons une sorte de progrès. Les savants officiels qui avaient refusé l'entrée de leur temple au magnétisme, qu'ils poursuivaient de leurs lazzis et soulignaient de leurs haussements d'épaules, convaincus enfin par une multitude d'expériences faites, sous leurs yeux et appuyées sur des noms illustres tels que ceux des Professeurs Charcot, Ch. Richet, Dumontpallier, Luys, Bernheim, Liébault, Beaunois, Liégeois, Azam, etc., se sont enfin décidés, chaque chose ayant une fin), d'accueillir avec des marques de considération le magnétisme, qu'ils avaient jadis tant bafoué; mais, soit respect humain, soit pruderie, ils n'ont pas voulu que l'on dît, qu'ils le reconnaissaient sous le nom de magnétisme. Non, ce serait avouer qu'ils avaient eu tort de le malmener. On le leur aurait pardonné cependant, car *errare humanum est*, ils l'ont débaptisé ou plutôt rebaptisé du nom barbare d'*hypnotisme*. Ce n'est donc que, la première moitié du mot qu'ils ont changée, laissons-leur cette petite fiche de consolation.

Nous préférons le mot *Magnétisme*, dont la première moitié *magné* vient du mot latin *magnus* qui signifie *grand*. Magnétisme, étude de ce qui est grand, et par extension, de ce qui est grandiose, de ce qui est beau. Quant au mot *hypnotisme*, sa première moitié « hypno » vient du mot grec *hypnos* qui signifie sommeil. Mais qu'avions-nous besoin de ce nouveau mot? N'avions-nous pas le mot *somnambule*, qui signifie : *sommeil ambulant*, et qui est plus clair à l'esprit de chacun, car tout le monde ne comprend pas le grec, ni le latin, mais comprend ce qu'est le sommeil, et ce qu'on entend par : *ambulant*. « Sommeil ambulant », état d'une personne qui se promène en dormant, voilà l'étymologie de somnambule.

Le premier et le plus bel apanage du magnétisme est de devenir une arme toute puissante contre les partisans de la matière; une preuve irrésistible, irréfragable, évidente, palpable de l'existence de l'âme indépendante du secours des sens.

Citons maintenant quelques extraits du

*Traité pratique de Magnétisme*, par M. Aubin Gauthier :

« Le Magnétisme est un agent répandu dans la nature et dont tous les corps sont imprégnés. Il échappe à nos sens, on ne le voit pas. Les anciens lui avaient donné le nom d'esprit caché; les modernes l'ont appelé esprit vital, fluide nerveux, on le nomme aujourd'hui *fluide magnétique*. Si on ne le voit pas, on ressent et on peut observer ses effets; ce qui déjà suffirait pour établir son existence. Mais l'homme en état de somnambulisme voit le fluide sous la forme d'un feu brillant, qui sort particulièrement des mains du magnétiseur; ce qui explique pourquoi l'antiquité représentait les dieux avec des flammes au bout des doigts, et comment Mesmer a pu dire : « Le magnétisme animal considéré comme agent est un feu invisible ».

« L'homme étant une intelligence liée à des organes, mais servie par eux, il fait principalement usage de ses mains pour magnétiser. — Pour agir magnétiquement, l'homme n'a besoin que de vouloir. Du moment où il veut, sa volonté se réduit en acte visible ou sensible.

« Le corps humain est comme une éponge, toujours prêt à recevoir et à rendre. Le magnétisme est la communication des forces vitales d'un homme à un autre homme. Toute action magnétique comporte deux êtres, l'un actif, l'autre passif, le premier plus fort que le second; celui-ci reçoit, celui-là donne. Il s'opère alors chez le magnétisé un changement sensible; son mouvement ne lui appartient plus; de simple, il est devenu composé; peu à peu il se rapproche de celui du magnétiseur, il perd son ton. Avec le temps, il y a uniformité de mouvement; les deux corps sont aussi fort l'un que l'autre; l'action cesse.

« Lorsque le Dr Mesmer appliqua le magnétisme à la guérison des maladies, il imagina une théorie et indiqua les procédés; plus tard, M. de Puységur s'occupant uniquement de somnambulisme, apprit de ses malades l'étendue du pouvoir de la volonté; enfin, M. Deleuze, quarante ans après Mesmer, mettant à profit les leçons de ce grand génie, les observations de MM. de Puységur, de Bruno, de Lutzelbourg, Roullier, Fournel, Tardy de Montravel, et de beaucoup d'autres savants magnétiseurs, ainsi que les résultats de sa propre expérience, publia une instruction pratique à l'usage des personnes qui voudraient magnétiser, et à partir de ce moment la science magnétique a pu se réduire en art, utile, entre tous, car il consiste à accélérer et à régulariser le mouvement tonique des corps de nos semblables. »

## XII. — Des diverses phases du magnétisme

En tous temps les esprits furent attirés vers des phénomènes étranges qui semblaient complètement en dehors des conceptions physiologiques et psychologiques de la science. « Mais, dit Bernheim, longtemps la vérité a été noyée dans un flot de pratiques nébuleuses et d'insanités chimériques, si bien que l'histoire du magnétisme apparaît comme l'une des plus grandes divagations de l'esprit humain (1). »

Nous nous occuperons dans cet article des divers systèmes ou théories, et des changements successifs qu'a subi le magnétisme à travers les âges. Nous citerons aussi les noms des savants, bienfaiteurs de l'humanité, qui ont contribué par leurs études et leurs expériences à faire progresser cette science.

Mesmer, médecin allemand, admettait l'existence d'un fluide subtil, universel, impondérable, régi par des lois mécaniques inconnues, et établissant une influence naturelle entre les corps célestes, la terre et les corps animés, et

(1) *De la suggestion et de ses applications à la thérapeutique*, p. 113.

principalement sur le système nerveux. A Vienne, il tenta d'abord de guérir par le magnétisme minéral en appliquant des aimants sur les parties malades. Puis, il se restreignit au magnétisme animal, c'est-à-dire à l'application des mains seulement sur le corps. Mesmer vint à Paris, le peuple et la cour furent surpris de ce nouveau genre de cures. On nomma des commissions pour examiner le magnétisme animal. Parmi les commissaires se trouvaient Laurent de Jussieu, Franklin, Lavoisier. Le rapport fut fait par Bailly, et ne fut pas favorable à la cause du magnétisme. Les membres de cette commission rejetaient absolument l'existence du fluide magnétique, niaient les guérisons, mettaient les divers phénomènes sur le compte de l'imagination ou de l'imitation, ajoutant que ces pratiques étaient plutôt nuisibles qu'utiles, et parfois dangereuses. Mesmer fut donc regardé, à tort, comme un fou ou un visionnaire par les différentes académies où il présenta ses découvertes. Mais les académies nous prouvent tous les jours qu'elles ne sont pas infaillibles. Cependant Mesmer, fit des adeptes jusque dans la Faculté de médecine, et un docteur régent, Deslon, devint son élève et plus tard son rival. Laurent de Jussieu refusa de signer le rapport de Bailly, disant qu'il y avait peut-être dans le système de Mesmer quelque chose de sérieux à rechercher et à approfondir.

Paracelse avait, au XVe siècle, après les astrologues de la Chaldée, admis lui aussi, l'existence d'un fluide sympathique entre les mondes célestes et les créatures vivantes. Tout objet en ce monde : corps brut, plante ou animal, avait ce qu'il appelait *sa signature astrale* qui le mettait sous l'influence permanente d'un corps sidéral. Bien avant Paracelse, dans l'antiquité égyptienne, c'étaient les cérémonies du temple de Sérapis, à Memphis, où les prêtres guérissaient les malades par l'attouchement et déterminaient la cure en les plongeant dans une léthargie complète. Les hiéroglyphes des momies et des obélisques présentent même encore des figures humaines dans l'attitude des magnétiseurs et de leurs patients.

Nous trouvons dans Plaute les paroles suivantes qu'il prête à Mercure, dans son *Amphytrion* et qui prouvent que, de son temps, l'on s'occupait de magnétisme : *Quid si ego illum tractim tangam, ut dormiat?* paroles que Molière s'est bien gardé de traduire, ne pensant guère au fluide nerveux.

Certains personnages plus ou moins doués de thaumaturgie, s'attribuaient, jadis, la prétention de guérir des malades rien qu'en les touchant. Ils suivaient en cela l'exemple de Jésus.

Un prêtre (Gassner), d'une santé débile, avait lu pour son compte des ouvrages de médecine; mais ne retirant aucun fruit de cette étude, ni même des médecins qu'il avait consultés, il soupçonna que sa maladie avait une cause occulte et provenait de la puissance du diable. Sa conjecture fut vérifiée, dit-il, par le succès qu'il obtint en chassant le diable de son corps au nom de Jésus-Christ. Un pareil essai l'entraîna à connaître tous les auteurs qui ont écrit sur l'exorcisme. Il se confirma par la lecture de leurs ouvrages dans l'opinion que plusieurs maladies sont produites par le démon. Il fit d'abord des cures sur ses paroissiens et sa réputation s'accrut tellement en Suisse et dans le Tyrol que chacune des deux dernières années, plus de quatre à cinq cents malades accoururent à son presbytère. — Il distingua les maladies en deux classes, les naturelles et les démoniaques; ces dernières selon lui étaient beaucoup plus nombreuses, ce qui vient à l'appui de notre thèse (Ch. IV) et il prétendait les guérir toutes. Si la foi manquait, la guérison était impossible.

Gassner avait été précédé, il y a cent cinquante ans, par un jardinier, Levret, qui passait pour avoir guéri par attouchement même les princes; le docteur Streper imita son imposture spirituelle avec profit. Mais le plus surprenant fut un gentilhomme irlandais, Valentin Gréatrakes qui guérissait toutes les maladies par le toucher. On raconte qu'il sentait un jour comme une espèce de révolution organique et qu'il entendit une voix secrète lui crier : *Je te donne la faculté de guérir*. Importuné par ce bruit dont on ne pouvait le distraire, il résolut d'éprouver ce qu'il devait croire. Il guérit successivement des écrouelles, des fièvres et des épidémies tous ceux qui ajoutèrent foi au caractère divin du bruit dont nous parlons. Gréatrakes était d'un extérieur simple; ses traitements n'offraient aucun appareil; mais il rapportait tout à Dieu et faisait un usage particulier et très étendu du toucher. Le mal fuyait en quelque sorte devant sa main; il pouvait, disait-on, le déplacer en le portant vers les parties moins utiles à la vie. C'était du magnétisme.

Nous ne parlerons pas des exorcistes de Loudun, ni des étranges guérisons qui se produisaient sur la tombe du diacre Pâris.

D'une thèse sur l'hypnotisme (1) du Dr L. Besse, nous extrayons ce qui suit :

« Les élèves de Mesmer continuèrent la doctrine du maître, sans trop la modifier. Le marquis de Puységur admettait toujours l'existence du fluide, mais attribuait en partie les effets produits à l'influence de la volonté. Il découvrit le somnambulisme, tandis que Pététin, de son côté, trouvait la catalepsie ou plutôt les symptômes cataleptiformes. Bertrand, Georget, du Potet, partageaient les idées du maître.

L'abbé Faria, lui, au contraire rejette l'hypothèse du fluide de Mesmer, et proclame que la cause des phénomènes réside dans le sujet lui-

(1) *De l'hypnotisme thérapeutique.* Thèse de Léon Besse, docteur en médecine. Montpellier, 1888.

même, et non dans le magnétiseur. On peut dire de l'abbé Faria, qu'il fut le précurseur de Braid.

Le Dr Foissac fit nommer, par l'Académie de médecine, une Commission chargée de se livrer à un nouvel examen du magnétisme. Husson fut chargé du rapport, et l'on retrouve dans son travail une foule de choses justes, d'observations précises, que les travaux modernes ont absolument confirmées.

L'Académie n'osa pas donner son approbation au rapport de Husson, et elle se renferma dans une timide réserve.

James Braid, chirurgien anglais, en assistant à des séances de magnétisme, données par un magnétiseur, M. Ch. Lafontaine, fut amené à répéter les expériences qui s'y étaient faites, et découvrit certains faits qui le conduisirent à l'édification de son système. Le magnétisme allait céder la place au braidisme.

Voici, d'après Bernheim la théorie du Dr Braid :

« Braid a prouvé qu'il n'existe aucune force mystérieuse, émanant de l'hypnotiseur. L'état hypnotique et les phénomènes qu'il comporte ont leur source purement subjective qui est dans le système nerveux du sujet lui-même. La fixation d'un objet brillant, avec fatigue du releveur de la paupière supérieure et concentration de l'attention sur une idée unique, détermine le sommeil ; les sujets peuvent s'y plonger eux-mêmes sans influence extérieure par leur propre tension d'esprit... etc. »

Le Dr J. P. Philips (Durand de Gros) dit que la découverte de Braid apporte à la médecine un secours non moins précieux qu'inattendu contre la formidable légion des maladies nerveuses dont les coups invisibles ont fait jusqu'à ce jour le désespoir de la pathologie et de la thérapeuthique.

Le rôle de l'hypnotisme doit être limité aux cas dans lesquels nous le voyons agir encore aujourd'hui, c'est-à-dire dans les affections nerveuses, purement dynamiques, exclusivement fonctionnelles, et doit-on confesser son inutilité et son impuissance dans celles qui étaient sous la dépendance d'une lésion organique.

En 1829, Cloquet s'était déjà servi du sommeil hypnotique pour opérer un cancer du sein.

En 1846, le docteur Loysel faisait une douzaine d'opérations en usant du même moyen.

Les docteurs Ribaud et Kiaro à Poitiers, Charpignon à Orléans, Fanton, Toswell et Joly à Londres se servaient également de l'hypnotisme pour opérer.

En 1858, le professeur Azam de Bordeaux, répéta les expériences de Braid et communiqua à la Société de chirurgie le résultat de ses recherches qui furent reprises par les docteurs Follin et Broca.

Le docteur Lasègue, en 1865, poursuivit l'étude de cette question et publia le résultat de ses recherches dans les *Archives de médecine.*

Un an après, le docteur Liébault de (Nancy), qui s'occupait depuis longtemps de magnétisme, publia un livre intitulé : *Du sommeil et des états analogues* considérés surtout au point de vue de l'action du moral sur le physique, ouvrage d'une réelle valeur scientifique, mais qui n'eut pas le don d'attirer l'attention du monde savant.

Ce ne fut qu'en 1875 que M. le docteur Richet, reprenant les expériences de ses prédécesseurs sur l'homme, montra, dit Bernheim. que par les passes dites magnétiques, par la fixation d'un objet brillant et d'autres procédés empiriques, on obtient une névrose spéciale, analogue au somnambulisme naturel. Difficile à obtenir la première fois, elle arrive presque toujours, si l'on a la patience, de faire plusieurs séances.

« Cet auteur, ajoute Bernheim, a eu le mérite de rappeler sur les phénomènes hypnotiques l'attention du monde médical ; il est un de ceux qui ont le mieux étudié et mis en relief les phénomènes psychiques du somnambulisme (1).

Nous devrions parler aussi des importantes applications des aimants vitalisés du professeur H. Durville, dans le traitement des maladies, mais la place nous fait défaut.

Grâce à l'impulsion que le professeur Charcot et avec lui l'Ecole de la Salpêtrière, d'une part, et l'Ecole de Nancy, de l'autre, donnèrent à ces études, ils engagèrent le magnétisme (sous le masque de l'*hypnotisme*), dans la voie scientifique où il paraît définitivement entré. Les expériences du célèbre professeur ont été exposées dans l'*Iconographie de la Salpêtrière*, par ses élèves, les docteurs Bourneville et Regnard, tandis que le Dr Dumontpallier, de son côté, décrivait, dans les comptes rendus de la *Société de Biologie*, les expériences qu'il avait faites sur la contracture épileptiforme dans la période de somnambulisme et chercha à démontrer l'indépendance fonctionnelle des hémisphères cérébraux en plaçant les deux moitiés du cerveau, dans deux phases différentes de l'hypnotisme.

Les docteurs Bernheim, Beaunis, Liébault, Liégeois, qui se trouvent à la tête de l'Ecole de Nancy, firent faire à ces curieuses études de grands progrès, en prouvant la souveraine efficacité du sommeil provoqué dans le traitement de certaines maladies.

Il y a, il est vrai, divergence d'opinions entre les Ecoles de Paris et celle de Nancy, mais qu'importe, pour le moment, si le but spécial et fort louable que nous nous proposons d'atteindre l'est aujourd'hui et le sera demain.

Qui veut la fin (c'est-à-dire la guérison) veut les moyens, dit un sage proverbe. Or, les moyens sont, dans ce cas, le sommeil provo-

(1) Bernheim. *De la Suggestion.* Ibid. p. 131.

qué soit par l'hypnotisme, soit par le magnétisme, car on peut endormir par l'une ou l'autre méthode. L'existence du fluide magnétique étant pour nous chose réelle, nous avouerons que nous préférons la méthode magnétique, dans la majorité des cas, et, parfois, les deux méthodes combinées, dans certains autres.

Reconnaissons, en terminant ce chapitre, que, de quelque nom qu'on le décore, le magnétisme avec ses théories de fluide vital et ses pratiques, le mesmérisme avec ses baquets, le puységurisme ensuite, le braidisme autrefois, enfin l'hypnotisme aujourd'hui ont toujours eu pour but l'amélioration ou la guérison des diverses affections dont l'homme peut être atteint. Qu'importent donc les moyens, pourvu qu'ils concourent habilement et sagement à ce noble but : « *Finis coronat opus* ».

## XIII. — Les médecins jugés par eux-mêmes

Ici, nous ne donnerons que l'appréciation de quelques médecins, et non des moins connus, relativement à l'incertitude et à l'insuffisance de la médecine. Lisez et vous jugerez :

« Or, si la médecine ne connaît ni son sujet, ni ses instruments, ni la manière de s'en servir ; c'est-à-dire ni la maladie, ni le remède, ni l'art d'appliquer celui-ci, celui-là, qu'est-elle, grand Dieu ?... une erreur de vingt siècles.... ne tendant à rien moins, entre autres déplorables résultats, qu'à la dégradation physique et morale de l'espèce humaine ; un chaos discordant d'hypothèses absurdes, qui ravalent l'homme fort au dessous de la plus grossière machine, et élève le savetier fort au dessus du plus habile médecin. »

*Docteur* CHAUVET.

« On dit que la pratique médicale est rebutante ; je dis plus, elle n'est pas sous certain rapport, celle d'un homme raisonnable, quand on en puise les principes dans la plupart des matières médicales. »

BICHAT, *Anat. gén.*, *t. VI.*

« Que l'on contemple les suites de cette torture médicinale, les cris de douleurs, les physionomies grimaçantes, hideuses, le souffle brûlant de tous ces infortunés qui sollicitent un verre d'eau pour étancher la soif qui les dévore, sans pouvoir obtenir autre chose qu'une nouvelle dose de poison, qui les a réduits à ce cruel état...., et chez qui les médecins rendent encore la digestion plus lente et plus douloureuse par des mets succulents, des élixirs, des pastilles, jusqu'à ce que leurs victimes, succombent à la diarrhée, à l'hydropisie, ou au marasme. »

BROUSSAIS.

« J'ai été à même plus que personne, d'apprécier l'insuffisance de la médecine et quelquefois, de ses fâcheuses conséquences : n'ai-je pas vu, en effet, que les médecins qui mettaient en usage la pratique la plus active étaient ceux dont la feuille des morts était la plus garnie à la fin du mois. »

LIBERT, *chirurgien.*

« La matière médicale est encore une collection de conclusions trompeuses, d'annonces décevantes plutôt qu'une véritable science. »

*Docteur* BARBIER (*Tr. de mat. méd.*).

« La médecine ne peut exister qu'à la condition que les malades aient foi en elle et qu'ils viennent réclamer ses secours ; ce n'est pas par la théorie qu'elle vit, c'est par la clientèle ».

*Docteur* MAGENDIE.

« Sachez-le bien, la maladie suit le plus habituellement sa marche, sans être influencée par la médication dirigée contre elle... si même je disais ma pensée tout entière, j'ajouterais que c'est surtout dans les services où la médecine est la plus active que la mortalité est la plus considérable. »

*Docteur* MAGENDIE *(leçon du 16 février 1846).*

« J'en appelle à tous les hommes valides comme à tous ceux qui ont le malheur de ne point l'être et je leur demande si, en suivant les conseils, et ordonnances des médecins, ils ont trouvé autre chose que déceptions et souffrances. »

*Docteur* MORIZON.

« Quelles oppositions, quelles contradictions se manifestent pour le mode de traitements, pour le choix des remèdes ! »

*Docteur* TOMASSI.

Pensez-vous maintenant que la médecine est morte et que les médecins sont *enterrés*. Non, mes amis, ce sont et ce seront encore pendant longtemps, les pauvres malades. Molière avait donc raison en dévoilant la comédie des médecins de son temps, comédie qui, du reste, n'a guère changé de nos jours, car en médecine, et il en sera probablement ainsi, jusqu'à ce que nos législateurs aient promulgué la loi sur le libre exercice de la médecine, qui permettra à tout citoyen français, en cas de maladie, d'appeler auprès de lui le guérisseur qu'il voudra, fut-il professeur de la Faculté ou simple magnétiseur, docteur en médecine ou rebouteur, officier de santé, masseur, pédicure ou dentiste, etc...

Pas de monopoles ! pas de privilèges ! marchons avec le progrès ! Place donc aux humbles, aux petits, et aux déshérités de ce monde ! Arrière la sotte vanité et le fol orgueil !... Si dans cette fin de siècle, les hommes ont tant de liberté pour faire le *mal*, qu'on leur accorde donc liberté, pleine et entière, d'accomplir le BIEN.

## XIX. — La liberté de faire le bien

Le libre exercice de la médecine s'impose de jour en jour ; il deviendra, sous peu, une nécessité, et sera le salut d'un grand nombre de malades, souvent abandonnés, ou condamnés, par nos savants officiels.

La devise si connue : *Liberté, Egalité, Fraternité* ne devrait pas être, seulement, inscrite sur le fronton de nos monuments publics ou en tête de nos actes officiels, mais, surtout, devrait se trouver gravée au fonds de nos cœurs. Nous désirons vivement que ces trois mots, si éloquents, soient, non seulement, notre cri de ralliement, mais encore le mobile de nos actes, en même temps que la règle et le but de notre vie. Oui, nous demandons pour tout le monde : 1° la *liberté* de faire *le bien* ; 2° le règne de *l'égalité* parmi nous ; c'est-à-dire, pas de monopoles, ni de privilèges ! Soyons, tout ensemble, et nos propres médecins et les médecins des autres, car d'après les lois de la nature, nous sommes tous égaux, c'est-à-dire tous *appelés*, suivant nos moyens et notre intelligence, à prodiguer nos soins à nos semblables ; 3° par le bien que nous nous ferons mutuellement, puissions-nous toujours cultiver et consolider, parmi nous, la vraie *fraternité !* Souhaitons aussi que la douce satisfaction que nous aura procurée la liberté de faire le bien à nos semblables, soit pour nous la meilleure des récompenses ici-bas.

Par ces paroles sublimes : « *Aimez-vous les uns les autres. — Soyez tous frères. — Faites à autrui ce que vous voudriez que l'on vous fît à vous-même* » le Christ, fondateur du vrai socialisme, de cette belle religion, si travestie depuis, et si méconnue, nous prêchait l'amour, la paix et l'union. Il nous montrait ainsi le sage emploi que nous devions faire de la *liberté* pour le bien, et nous enseignait que nous devions même, parfois, pousser la charité jusqu'à rendre le bien pour le mal. Sublime leçon ! Mais, de grâce ! que cette sainte liberté nous soit accordée à tous, sans exception, car nous y avons également tous droit, étant les membres de cette grande famille humaine.

Par ces temps d'anarchie, où les partis semblent prêts à en venir aux mains, et les peuples à s'entr'égorger, ne verrons-nous donc pas le *bien* sortir victorieusement du mal et de la corruption qui ébranlent déjà notre vieille Société, menaçant même de la gangrener, de fond en comble? Le mal est-il donc si enraciné, qu'on ne puisse y porter remède? Nous faisons appel à tous les hommes de science et de cœur, à tous les hommes de bonne volonté; à tous ceux, enfin, qui ont encore, le culte de la patrie et l'amour de l'humanité souffrante.

Nos gouvernants feraient une œuvre éminemment philantropique en promulguant la loi sur le libre exercice de la médecine, loi, pour nous, aussi libérale, qu'elle nous paraît juste et désirable. Non seulement le corps médical tout entier en bénéficierait, mais les malades surtout se trouveraient fort bien des soins empressés et dévoués dont les entoureraient les magnétiseurs, les masseurs, les rebouteurs, ou autres irréguliers, qui ont la vocation de l'art de guérir, sans avoir pu obtenir d'une Faculté ce hochet que l'on appelle un diplôme. « Ce n'est pas l'habit qui fait le moine », ni le diplôme qui fait le bon médecin.

## XV. — Conclusions

Considérant qu'il y a une multitude innombrable de malades qui, après avoir consulté les médecins les plus en renom, et avoir absorbé en vain les drogues les plus diverses, ont obtenu une amélioration et très souvent une guérison radicale en ayant recours aux guérisseurs non diplômés, nous faisons les vœux les plus sincères pour que l'on accorde à chaque malade la liberté de confier le soin de sa santé au guérisseur, diplômé ou non, qui possède sa confiance.

En un mot, nous voulons *que la pratique de l'art de guérir soit libre sous la seule garantie des lois de droit commun.*

Les médecins n'auront, d'ailleurs, qu'à gagner au point de vue moral, comme au point de vue matériel, en abandonnant le privilège dont ils sont si fiers, et en ne pourchassant plus les magnétiseurs, les masseurs, etc., dont les condamnations que plusieurs d'entre eux ont déjà subies n'ont fait qu'augmenter et fortifier leur vaillante phalange. Tels étaient, dans un rôle encore plus sublime, les premiers chrétiens, dont les persécutions acharnées auxquels ils étaient en butte, n'ont fait qu'augmenter prodigieusement leur nombre, fortifier leurs esprits, et ranimer leurs courages.

C'est avec entière confiance dans l'avenir de de notre humanité, que nous terminons l'exposition de nos idées philanthropiques, remerciant Dieu d'avoir daigné nous permettre de venir en aide, suivant nos moyens, à la classe souffrante des déshérités de ce monde.



FIN

# TRAITEMENT DES MALADIES

**à la portée de tous les malades, par les aimants vitalisés du professeur H. DURVILLE**

Les aimants vitalisés guérissent ou soulagent toutes les maladies. L'immense avantage qu'ils possèdent sur tous les autres modes de traitement, c'est que l'on peut, selon la nature de la maladie, augmenter ou diminuer l'activité organique et rétablir ainsi l'équilibre des forces qui constitue la santé. Les douleurs vives cessent au bout de quelques instants, les accès deviennent moins fréquents et la guérison se fait sans modifier son régime et ses habitudes.

Leur emploi se généralise dans le traitement des diverses maladies et plus particulièrement dans les cas nerveux, où les médicaments font si souvent du mal, même en guérissant.

Ces aimants comprennent plusieurs catégories :

## Lames magnétiques

Au nombre de 4, elles s'emploient dans les cas suivants :

Le n° 1 : Contre la crampe des écrivains et des pianistes, les affections des bras, du bas des jambes, des pieds et de l'organe génital chez l'homme.

Le n° 2 : Contre les affections des jambes, de la gorge et du larynx.

Le n° 3 : Contre les bourdonnements, la surdité, la migraine, les maux de dents, les névralgies, l'insomnie, les maux de tête et toutes les affections du cerveau, y compris les affections mentales. — Contre la sciatique.

Le n° 4 : Contre les affections des reins, des poumons, du foie, du cœur, de la rate, de l'estomac, de l'intestin, de la vessie, de la matrice et des ovaires. — Contre les maladies de la moelle épinière.

Ces lames, qui ne diffèrent que par la courbure et la longueur, ne répondent pas à tous les besoins ; on fait des lames dites *spéciales* ne portant pas de numéro, qui servent dans certains cas. — *Prix de chaque lame* .......... 5 fr.

## Plastrons magnétiques

Dans beaucoup de maladies anciennes et rebelles, une seule lame n'est pas toujours suffisante pour vaincre le mal. Pour obtenir une plus grande somme d'action, plusieurs lames sont réunies pour former des appareils désignés sous le nom de *plastrons*.

*Les plastrons valent 10, 15 ou 20 fr., selon qu'ils ont 2, 3 ou 4 lames.*

## Barreau magnétique

Avec accessoires, pour magnétiser les *boissons* et *aliments*.

*Prix de chaque appareil* .................................. 10 fr.

## Sensitivomètre

S'emploie partout pour se rendre compte si les personnes sont susceptibles d'être endormies par le magnétisme ou par l'hypnotisme et pour mesurer leur degré de sensitivité. — *Prix de chaque sensitivomètre* ........ 10 fr.

Les aimants du professeur H. Durville sont polis et nickelés, sauf les *plastrons* dont les lames sont maintenues dans un tissu de laine solidement piqué.

Ils sont soumis à l'aimantation ordinaire et à une opération spéciale : la *vitalisation*, qui augmente considérablement leur puissance curative. Quoique les aimants perdent peu de leur aimantation, la *force vitale* disparaît plus ou moins au bout de un à trois mois, selon l'usage qu'on en fait. Au bout de ce temps, il est nécessaire de les renvoyer à l'*Institut* pour être revitalisés.

*Prix de la vitalisation, pour chaque pièce simple* .......... 2 fr.

*Prix de la vitalisation, nickelage ou garniture, id.* ......... 3 fr.

Les malades peuvent choisir eux-mêmes les appareils qui leur sont nécessaires ; toutefois, dans les maladies compliquées, il est préférable d'exposer au directeur de l'*Institut*, la nature, la cause, les symptômes de la maladie, l'époque depuis laquelle on souffre, etc. En précisant le mode d'emploi, on indique les appareils que l'on doit employer avec le plus de chance de succès.

Toute demande doit être accompagnée d'un mandat ou d'un chèque, à l'ordre du professeur H. Durville, directeur de l'*Institut magnétique*, 23, rue Saint-Merri, à Paris. Pour les pays éloignés où les envois d'argent sont difficiles et coûteux, on accepte le payement en timbres-poste, moyennant une augmentation de 15 pour 100.

Les aimants sont expédiés franco dans toute l'Union postale.

# TABLE DES MATIÈRES


INTRODUCTION . . . . . . . . . . . . . . . . . . . 3
I. — Origine des souffrances, de la maladie et de la mort. . . . . . . . . . . . . . . 4
II. — Justice et utilité de nos souffrances. . . 4
III. — Des mauvais esprits, nos séducteurs et nos complices . . . . . . . . . . . . 5
IV. — Des maladies. . . . . . . . . . . . . . . 6
V. — Le meilleur traitement. . . . . . . . . . 8
VI. — Quand aura lieu la fin de la lutte. . . . 8
VII. — Les qualités morales du guérisseur. . . 9
VIII. — L'antidote du mal. . . . . . . . . . . 9
IX. — Défauts et insuffisance des médecins . . 10
X. — Cessez médecins!!! Place à la déesse Hygie . . . . . . . . . . . . . . . . . . 13
XI. — Le magnétisme. — Le fluide magnétique. 15
XII. — Des diverses phases du magnétisme. . . 19
XIII. — Les médecins jugés par eux-mêmes. . . 26
XIV. — La liberté de faire le bien . . . . . . 29
XV. — Conclusion. . . . . . . . . . . . . . . 30

**LE MAGNÉTISME ET LA JUSTICE FRANÇAISE DEVANT LES DROITS DE L'HOMME. — Mon Procès,** par T. MOUROUX, in-18 de 68 pages. Prix : 30 centimes.

Dans cet opuscule, qu'il dédie au Peuple français en ses représentants, l'auteur, condamné par la Cour d'Appel de Rennes (6 mars 1901), sur avis conforme de la Cour de Cassation (29 décembre 1900), donne des considérations importantes sur le Magnétisme et sur les avantages de son application au traitement des maladies, par ceux qui ont, pour cela, les dispositions naturelles voulues, c'est-à-dire par les magnétiseurs. Se retranchant derrière les *Droits de l'Homme*, il démontre que le *Procès* que les médecins d'Angers lui ont intenté, est contraire à l'esprit de la loi du 30 novembre 1892, sur l'exercice de la médecine, contraire à l'équité et aux intérêts les plus sacrés des malades qui ont naturellement et doivent garder le droit imprescriptible de se faire guérir par un magnétiseur, surtout lorsque les médecins officiels ont été impuissants à leur procurer le moindre soulagement. Il publie un abrégé des débats qui ont eu lieu à Angers, ainsi que les dépositions des témoins, tous en sa faveur, et termine cet important petit opuscule par les jugement et arrêts du Tribunal de première instance et de la Cour d'Appel d'Angers, de la Cour de Cassation et de la Cour d'Appel de Rennes.

Indépendamment de l'appréciation de l'auteur, cet ouvrage contient des documents très importants pour le Magnétisme et les Magnétiseurs.

---

**LE MAGNÉTISME DES ANIMAUX.** Zoothérapie, par H. DURVILLE. In-18 de 68 pages. Prix : 30 cent.

**LE MAGNÉTISME CONSIDÉRÉ COMME AGENT LUMINEUX,** avec 13 fig. dans le texte, par H. DURVILLE In-18 de 106 pages. Prix : 30 cent.

Ces deux brochures sont extraites de la *Physique magnétique*, dans laquelle elles constituent deux des chapitres les plus remarquables.

Au point de vue thérapeutique, la *première* a une très grande importance pratique, car elle apprend au lecteur qu'en se servant des animaux, on peut se guérir d'un grand nombre de maladies. Des exemples cités d'après des auteurs dignes de foi témoignent suffisamment de cette vérité. La mise en pratique du *Magnétisme des animaux* peut, surtout à la campagne, rendre les plus grands services.

La *seconde* contient la démonstration la plus frappante de la réalité de l'agent magnétique, puisqu'on peut le photographier, et qu'il tombe directement sous le sens de la vue d'un certain nombre de personnes. Au point de vue physique, l'agent magnétique se comporte comme la lumière; et sans avoir besoin de passer à travers un prisme, on le décompose comme celle-ci en un spectre dans lequel on observe les plus belles nuances des sept couleurs de la lumière solaire.

---

## OUVRAGES DE PROPAGANDE

### à 20 centimes

ANTONIO DE NOGERA. — *Anarchie et Spiritualisme.*

DE BEZOBRAZOW (Mme). — *La Femme dans l'Education.* Féminisme spiritualiste.

DANIAUD. — I. *L'Art médical.* — II. *Note sur l'Enseignement et la Pratique de la médecine en Chine,* par un LETTRÉ CHINOIS. — III. *Extrait de la Correspondance* Congrès du libre exercice de la médecine). — IV. *Articles de journaux* (même sujet).

H. DURVILLE. — *Rapport au Congrès* sur les Travaux de la *Ligue* et l'organisation du *Congrès.* Appréciation de la presse, arguments en faveur du libre exercice de la médecine

— *Compte-rendu des Travaux du Congrès* (libre exercice de la médecine). Discours, discussions, réponse aux questions du programme, vœux et résolutions.

— *Application de l'Aimant au traitement des maladies,* 6e édition, avec Portraits, Figures et Vignettes.

— *Idem.* Traduction espagnole, avec fig., par Ed E. Garcia.

— *Idem.* Traduction allemande, avec fig., par von Pannitz.

— *Idem.* Traduction italienne, avec fig., par Pons.

— *Le Massage et le Magnétisme menacés par les médecins.* Le procès Mouroux à Angers.

FABIUS DE CHAMPVILLE. — I. *La Liberté de tuer; la Liberté de guérir.* — II. *Le Magnétisme et l'Alcoolisme.*

— *La Transmission de Pensée.*

— *La Science psychique,* d'apr. l'œuvre de M. Simonin, 1 fig.

HAWEIS. — *Les Tendances du Spiritualisme moderne.*

JOUNET. — *Principes généraux de Science psychique.*

— *La Doctrine catholique et le Corps psychique.*

PAPUS. — *L'Occultisme.*

— *Le Spiritisme.*

ROUXEL. — *La Liberté de la médecine.* 2 broch. — I. La Pratique médicale chez les ancens. — II. id., chez les modern.

— *Théorie et Pratique du Spiritisme.* — Consolation à Sophie. L'âme humaine. Démonstration rationnelle et expérimentale de son existence, de son immortalité et de la réalité des communications entre les vivants et les morts.

### à 30 centimes

CHESNAIS. — *Le Trésor du Foyer.* Poisons et Contre-poisons, Recettes, Conseils, etc...

H. DURVILLE. — *Arguments des Médecins* en faveur de la pratique du Massage et du Magnétisme par les Masseurs et les Magnétiseurs. 4 brochures.

— *Arguments des Savants,* Hommes de lettres, Hommes politiques, artistes et Notabilités diverses en faveur de la pratique du Massage et du Magnétisme par les Masseurs et les Magnétiseurs. 4 brochures.

— *Le Massage et le Magnétisme* sous l'empire de la loi du 30 novembre 1892 sur l'exercice de la médecine.

— *Le Magnétisme considéré comme Agent lumineux,* avec 13 figures.

— *Le Magnétisme des Animaux.* Zoothérapie. Polarité.

— *Lois physiques du Magnétisme, Polarité humaine.* Traduction espagnole, par Ed. E. Garcia.

— *Procédés magnétiques de l'auteur.* Traduction espagnole, par Ed. E. Garcia.

— *Idem.* Traduction italienne, par E. Ungher.

LUCIE GRANGE. — *Manuel du Spiritisme.*

DEBOISSOUZE. — *Guérison immédiate de la Peste*, de toutes les Maladies infectieuses et autres Maladies aiguës et chroniques.

*La Graphologie pour Tous.* — Exposé des principaux signes permettant très facilement de connaître les qualités ou les défauts des autres par l'examen de leur écriture, etc., avec fig.

L. GUENEAU. — *La Terre.* Evolution de la Vie à sa surface, son passé, son présent, etc., par Em. VAUCHEZ (compte-rend.

LEBEL. — *Essai d'Initiation à la Vie spirituelle.*

*Manuel-Guide du Collectionneur de Timbres-poste.*

MOUROUX. — *Le Magnétisme et la Justice française devant les Droits de l'Homme.* Mon Procès.

PELIN. — *La médecine qui tue ! Le Magnétisme qui guérit.* Le Rêve et les Faits magnétiques expliqués. *Homo Duplex*

*La Psychologie expérimentale.* Manifeste adressé au Congrès Spiritualiste de Londres, par le *Syndicat de la Presse Spiritualiste de France.*

Dr TRIPIER. — *Médecine et Médecins.* Un coin de la Crise ouvrière au XIX· siècle.

P. TURPAU. — *Les Secrets du Braconnage dévoilés et expliqués.*

## à 60 centimes

J. M. BERCO. — *Analogies et Différences entre le Magnétisme et l'Hypnotisme*, avec 8 portraits.

M. DECRESPE. — *Recherches sur les Conditions d'expérimentation personnelle en Physio-psychologie.*

H. DURVILLE. — *L'Enseignement du Magnétisme*, à l'« *Ecole pratique de Magnétisme et de Massage* ». Règlements statutaires. Programme et Renseignements divers.

L. GUENEAU. — *Respect à la Loi.* L'Expulsion des Jésuites

REVEL. — *Lettre au Dr J. Dupré sur la Vie future*, au point de vue biologique. Complément du sommaire *des éditions de 1887-90-92.* Rêves et Apparitions.

## à 1 franc.

H. DURVILLE. — *Théorie et Procédés du Magnétisme*, avec 8 Portraits et 39 Figures dans le texte.

Dr FOVEAU DE COURMELLES. — *Le Magnétisme devant la Loi.* Mémoire lu au Congrès de 1889, avec un Post-scriptum ajouté en 1897.

# PORTRAITS

## En photogravure à 30 centimes

AGRIPPA, AKSAKOF, ALLAN KARDEC, APOLONIUS DE TRYANE, BERTRAND, BRAID, BUÉ, CAGLIOSTRO, CAHAGNET, CHARCOT CHARPIGNON, W. CROOKES, G. DELANNE, DELEUZE, LÉON DENIS, DURAND (DE GROS), DURVILLE, G. FABIUS DE CHAMPVILLE, GREATRAKES, VAN HELMONT, KIRCHER, *l'abbé* JULIO, LAFONTAINE, LAVATER, LIÉBEAULT, LUYS, MESMER, MOUROUX, PAPUS, PARACELSE, PETETIN, DU POTET, le marquis de PUYSEGUR, RICARD, A. DE ROCHAS, ROGER BACON, SWEDENBORG, TESTE.

## Photographies et Phototypies à 1 franc

ALLAN KARDEC, CAHAGNET, J.-M. COLAVIDA, DELEUZE, H. DURVILLE, C. FLAMMARION, LUCIE GRANGE, VAN HELMONT, LE ZOUAVE JACOB, LAFONTAINE, DE PUYSÉGUR, RICARD, ROSTAN, SALVERTE, *Le Tombeau* D'ALLAN KARDEC.

# CONSEILS PRATIQUES

## *A la portée de tout le monde*

## POUR LE TRAITEMENT DE TOUTES LES MALADIES

*Les Conseils pratiques* sont le résumé des *Cours de Pathologie et Thérapeutique* professés à l'*École pratique de Magnétisme et de Massage*, par H. DURVILLE. Rédigés dans un style simple et concis qui les met à la portée de toutes les intelligences, avec les exemples de guérisons montrant la simplicité et la valeur de la méthode, ces *Conseils* permettent au père et à la mère de famille, ainsi qu'à l'amateur, d'appliquer le Magnétisme et le Massage magnétique avec succès, au soulagement et à la guérison des diverses maladies dont leurs enfants, leurs parents, leurs amis peuvent être affectés. (Pour bien comprendre le mode d'application, ceux qui ne connaissent pas le Magnétisme devront lire les *Théorie et Procédés magnétiques* de l'Auteur, ouvrage de propagande illustré de 8 Portraits et 39 Figures. Prix: 1 franc.)

**Les Conseils pratiques** publiés s'appliquent aux cas suivants:

*Abcès, Accouchement et ses suites, Acné, Age critique, Albuminurie, Amaurose, Aménorrhée, Amygdalite, Anasarque, Angines, Angine de poitrine, Anémie, Anémie cérébrale, Anthrax, Apoplexie cérébrale, Arthrite, Arthrite fongueuse, Ascite, Asthme, Ataxie locomotrice, Avortement spontané, Battements de cœur, Blépharite, Bronchite, Bronchorrée, Broncho-pneumonie, Brûlures. — Catalepsie, Catarrhe pulmonaire, vésical, Cauchemar, Céphalalgie, Chlorose, Choroïdite, Chute des Cheveux, Clous, Congestion cérébrale, Conjonctivite, Contusions, Constipation, Convulsions chez les enfants, Coqueluche, Coupures, Coxalgie, Crampes, Crampes d'estomac, Crampe des écrivains et des pianistes, Crises de nerfs, Croup, Cystite. — Danse de Saint-Guy, Dartres, Défaillances, Délire, Delirium tremens, Diabète, Diarrhée, Dilatation d'estomac, Double conscience, Dysenterie, Dysménorrhée, Dyspepsie. — Eclampsie, Eczéma, Emphysème, Encéphalite aiguë, Encéphalite chronique, Engelures, Enrouement, Entérite, Entorse, Erysipèle, Epilepsie, Esquinancie, Essoufflement, Etat nerveux, Etourdissements. — Fausse-couche, Favus, Fibromes, Fièvres éruptives, Fièvres cérébrale, muqueuse, typhoïde, puerpérale, Fleurs blanches, Fluxion de poitrine, Folie, Furoncles. — Gastralgie, Gastrite, Gastro-entérite, Glaucome, Goître, Goutte, Goutte sereine, Grippe, Grossesse. — Hallucinations, Hémiplégie, Hémorrhoïdes, Herpès, Hydarthrose, Hydrocèle, Hydrocéphalie, Hydropisie, Hydrothorax, Hypocondrie, Hystérie. — Incontinence d'urine, Influenza, Ictère, Idiotie, Imbécillité, Impulsions, Insomnie, Iritis. — Jaunisse. — Kératite. — Lait répandu, Laryngite, Léthargie, Leucorrhée, Lumbago. — Mal de tête, de gorge, de dents, Maladie de Bright, Manies hystériques, Mélancolie, Méningite, Ménopause, Ménorragie, Métrite, Métrorragie, Meurtrissures, Migraines, Myélite. — Néphrite, Nervosisme, Neurasthénie, Névralgie simple, Névralgie faciale, Névrose. — Obésité, Obsession, Odontalgie, Œdème, Ophtalmie, Oppression, Otalgie, Otite, Otorrhée, Ovarite. — Pâles couleurs, Palpitations de cœur, Panaris, Paralysie simple, Paralysie faciale, Paraplégie, Pelade, Pemphigus, Péritonite, Pharyngite, Phlébite, Phtisie pulmonaire, Phtisie laryngée, Plaies, Pleurésie, Pleuro-pneumonie, Pleurodynie, Pneumonie, Prostatite, Prurigo, Psoriasis. — Rachitisme, Rétinite, Retour d'âge, Rhumatisme, Rhume, Roséole, Rougeole, Rubéole. — Sarcomes, Scarlatine, Sciatique, Scoliose, Somnambulisme spontané, Spasmes, Suppressions de règles, Surdité, Surdi-mutité, Syncope. — Teigne, Tic douloureux, Torticolis, Tremblement, Tumeurs, Tumeurs blanches. — Ulcères, Ulcère variqueux, Uréthrite, Urticaire. — Vaginite, Verrues, Varices, Varicocèle, Variole, Vertige, Vomissements, Vomissements incoercibles de la grossesse. — Zona.*

Un Conseil pratique, dans un N° du *Journal du Magnétisme*... 60 cent.
10 Conseils pratiques, id. ... 3 fr.
25 — id. ... 6 fr.
50 — id. ... 10 fr.

La collection complète est insérée dans 6 volumes du *Journal du Magnétisme*. Prix des 6 volumes.................... 16 fr.

# TRAITEMENT DES MALADIES

à la portée de tous les malades, par les aimants vitalisés du professeur H. DURVILLE

Les aimants vitalisés guérissent ou soulagent toutes les maladies. L'immense avantage qu'ils possèdent sur tous les autres modes de traitement, c'est que l'on peut, selon la nature de la maladie, augmenter ou diminuer l'activité organique et rétablir ainsi l'équilibre des forces qui constitue la santé. Les douleurs vives cessent au bout de quelques instants, les accès deviennent moins fréquents et la guérison se fait sans modifier son régime et ses habitudes.

Leur emploi se généralise dans le traitement des diverses maladies et plus particulièrement dans les cas nerveux, où les médicaments font souvent du mal, même en guérissant. Ces aimants comprennent plusieurs catégories :

## Lames magnétiques

Au nombre de 4, elles s'emploient dans les cas suivants :

Le nº 1 : Contre la crampe des écrivains et des pianistes, les affections des bras, du bas des jambes, des pieds et l'organe génital chez l'homme.

Le nº 2 : Contre les affections des jambes, de la gorge et du larynx.

Le nº 3 : Contre les bourdonnements, la surdité, la migraine, les maux de dents, les névralgies, l'insomnie, les maux de tête et toutes les affections du cerveau, y compris les affections mentales. — Contre la sciatique.

Le nº 4 : Contre les affections des reins des poumons, du foie, du cœur, de la rate, de l'estomac, de l'intestin, de la vessie, de la matrice et des ovaires. — Contre les maladies de la moelle épinière.

Ces lames, qui ne diffèrent que par la courbure et la longueur, ne répondent pas à tous les besoins ; on fait des lames dites *spéciales* ne portant pas de numéro, qui servent dans certains cas — *Prix de chaque lame*.......... 5 fr.

## Plastrons magnétiques

Dans beaucoup de maladies anciennes et rebelles, une seule lame n'est pas toujours suffisante pour vaincre le mal. Pour obtenir une plus grande somme d'action, plusieurs lames sont réunies pour former des *plastrons*.

*Les plastrons valent* 10, 15 *ou* 20 *fr., selon qu'ils ont* 2, 3 *ou* 4 *lames.*

## Barreau magnétique

Avec accessoires pour magnétiser les *boissons* et aliments.

*Prix de chaque appareil* .......... .................... 10 fr.

## Bracelet magnétique

Bijou très élégant. — S'emploie contre tous malaises : maux de tête ou d'estomac, palpitations et battements de cœur, névralgie et migraine légères, douleurs dans les bras, crampe des écrivains et des pianistes, etc., etc. On le fait de quatre grandeurs : sans numéro pour les enfants ; avec les numéros 1, 2, 3, pour les grandes personnes. Pour celles-ci, indiquer la grosseur du poignet par l'un des mots *petit, moyen, gros.*

*Prix du bracelet, quelle que soit la grandeur*.............. 10 fr.

## Sensitivomètre

S'emploie surtout pour se rendre compte si les personnes sont susceptibles d'être endormies par le magnétisme ou par l'hypnotisme et pour mesurer leur degré de sensitivité. — *Prix de chaque sensitivomètre*....... 10 fr.

## Porte-Plume magnétique

contre la crampe des écrivains. *Prix du porte-plume* ........... 5 fr.

Les aimants du professeur Durville sont soumis à l'aimantation ordinaire et à une opération spéciale : la **vitalisation**, qui augmente considérablement leur puissance curative. Quoiqu'ils perdent peu de leur aimantation, la *force vitale* disparaît plus ou moins au bout de 2 à 4 mois, selon l'usage qu'on en fait. Il faut alors les renvoyer à M. Durville, qui en renvoie des neufs, moyennant la moitié du prix qu'ils ont coûté.

Les malades peuvent choisir eux-mêmes les appareils qui leur sont nécessaires ; toutefois, dans les cas compliqués, il est préférable d'exposer à M. Durville, la nature, la cause, les symptômes de la maladie, l'époque depuis laquelle on souffre, etc. En précisant le mode d'emploi, il indique les appareils que l'on doit employer avec le plus de chance de succès.

Toute demande doit être accompagnée d'un mandat à l'ordre de M. Durville, 23, rue St Merri, Paris. Pour la France et l'Algérie, les envois sont faits franco en gare ; pour l'Etranger, ajouter le montant du colis-postal à celui de la commande. Pour les pays où les envois d'argent sont coûteux, on accepte le paiement en timbres-poste (des plus petites valeurs), moyennant une augmentation de 15 0/0.

## LE JOURNAL DU MAGNÉTISME

**du Massage et de la Psychologie**, fondé en 1845 par le Baron DU POTET, paraît tous les mois en un fascicule de 32 pages sous couverture.

Il publie les principaux travaux de la *Société magnétique de France* dont il est l'organe, ainsi que le *Compte rendu* de ses séances; le programme des Cours de l'*Ecole pratique de Magnétisme et de Massage*; des *Travaux originaux* sur le Massage, le Magnétisme, le Spiritisme, l'Occultisme; des *Cures magnétiques*; des *Conseils pratiques* permettant à ceux dont la santé est équilibrée d'appliquer le Magnétisme et le Massage magnétique au traitement des maladies; des notes sur l'*Hygiène* et la *Médecine usuelle*; une *Revue des Livres nouveaux*; des *Actualités*, des *Informations*; le *Portrait*, avec notes biographiques des célébrités magnétiques, etc. Une *Tribune pour tous* et une *Insertion* d'une ligne sur la couverture met directement les lecteurs en rélation les uns avec les autres.

Ayant toujours été dirigé par les Maîtres de la Science magnétique, le *Journal du Magnétisme* forme aujourd'hui une collection de 29 volumes qui est le répertoire le plus complet des connaissances magnétiques. Les 20 premiers volumes (de 600 à 800 pages, petit in-8) furent publiés par le Baron Du Potet, de 1845 à 1861; les volumes suivants (de 300 à 450 pages, grand in-8°, impression sur deux colonnes), par le directeur actuel.

*Prix de chacun des 23 premiers volumes de la collection*.... 10 fr.
*Prix du 24° volume*.................................... 6 fr.
*Prix de chacun des 25°, 26°, 27°, 28° et 29° volume*......... 3 fr.
*Prix de l'abonnement annuel* (pour toute l'*Union postale*)...... 10 fr.

Prix d'un numéro: 75 centimes. — ANNONCES, *la ligne* 2 fr.

### Prime de Remboursement aux Abonnés.

1° A CEUX QUI ONT BESOIN D'ÊTRE CONNUS. — Par une insertion d'une ligne répétée dans tous les numéros du journal pendant la durée de l'abonnement.

2° A CEUX QUI ONT BESOIN DE CONNAITRE. — Avec les *Aimants vitalisés* du professeur H. Durville, les *Portraits* et *Ouvrages de propagande*, les *anciens numéros du Journal* ou les *Conseils pratiques* comptés à raison de 50 centimes.

Pour obtenir l'une ou l'autre de ces *Primes de Remboursement*, il est indispensable de s'abonner directement à la *Librairie du Magnétisme*, ou par l'envoi d'un mandat à l'ordre de M. H. Durville. La première est accordée sans aucun supplément; pour obtenir la seconde, ajouter 1 fr. 50 au montant de l'abonnement annuel, soit 11 fr. 50 au lieu de 10 fr. (Les aimants ne sont envoyés à l'Etranger qu'en ajoutant le montant du colis postal).

### Prime à ceux qui ne sont pas abonnés.

*A titre de Prime*, le *Journal du Magnétisme* peut être adressé pendant un an, moyennant la somme de 3 francs: Aux Elèves de l'*Ecole pratique de Magnétisme et de Massage*, aux abonnés de la *Bibliothèque du Magnétisme*, à ceux qui se procurent des ouvrages quelconques par l'intermédiaire de la *Librairie du Magnétisme*, à tous ceux qui emploient les *Aimants vitalisés* du professeur H. Durville, aux malades soignés à la *Clinique de l'Ecole pratique de Magnétisme et de Massage* et à la direction de l'*Ecole*, à tous les *Consultants*, et en général, à tous ceux qui, à un titre quelconque, font quelque dépense à la direction du Journal.

217

Paris. — Impr. A. MALVERGE, 171, rue Saint-Denis.

www.ingramcontent.com/pod-product-compliance
Ingram Content Group UK Ltd.
Pitfield, Milton Keynes, MK11 3LW, UK
UKHW020451230726
13925UKWH00005B/1874